不調が消えてやせる
うるおう体のつくりかた

永井峻
Takashi Nagai

サンマーク出版

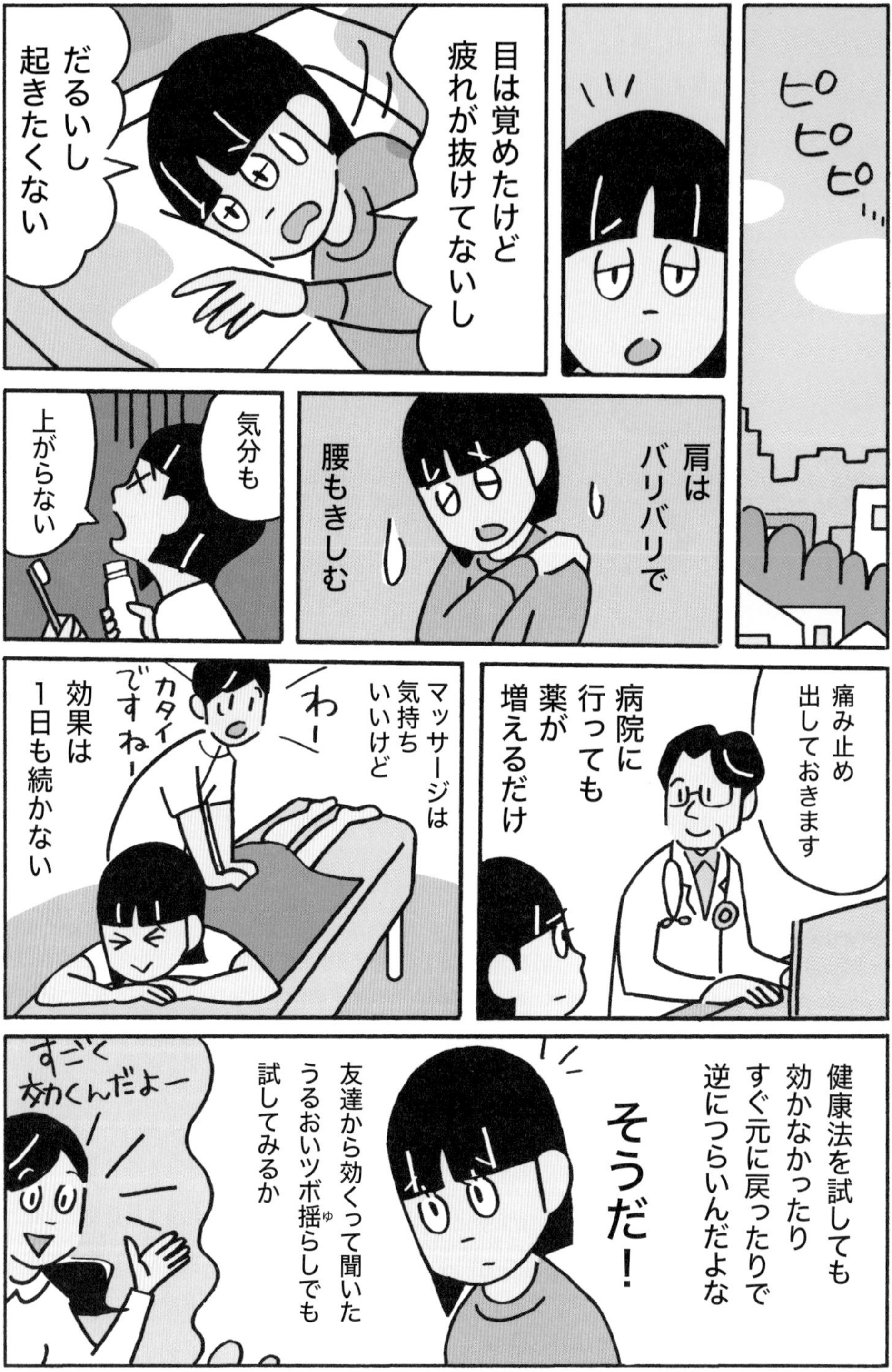
ピピピ…
目は覚めたけど疲れが抜けてないし
だるいし起きたくない
肩はバリバリで
腰もきしむ
気分も
上がらない
痛み止め出しておきます
病院に行っても薬が増えるだけ
マッサージは気持ちいいけど
わー
カタイですねー
効果は1日も続かない
健康法を試しても効かなかったりすぐ元に戻ったりで逆につらいんだよな
そうだ!
友達から効くって聞いたうるおいツボ揺《ゆ》らしでも試してみるか
すごく効くんだよー

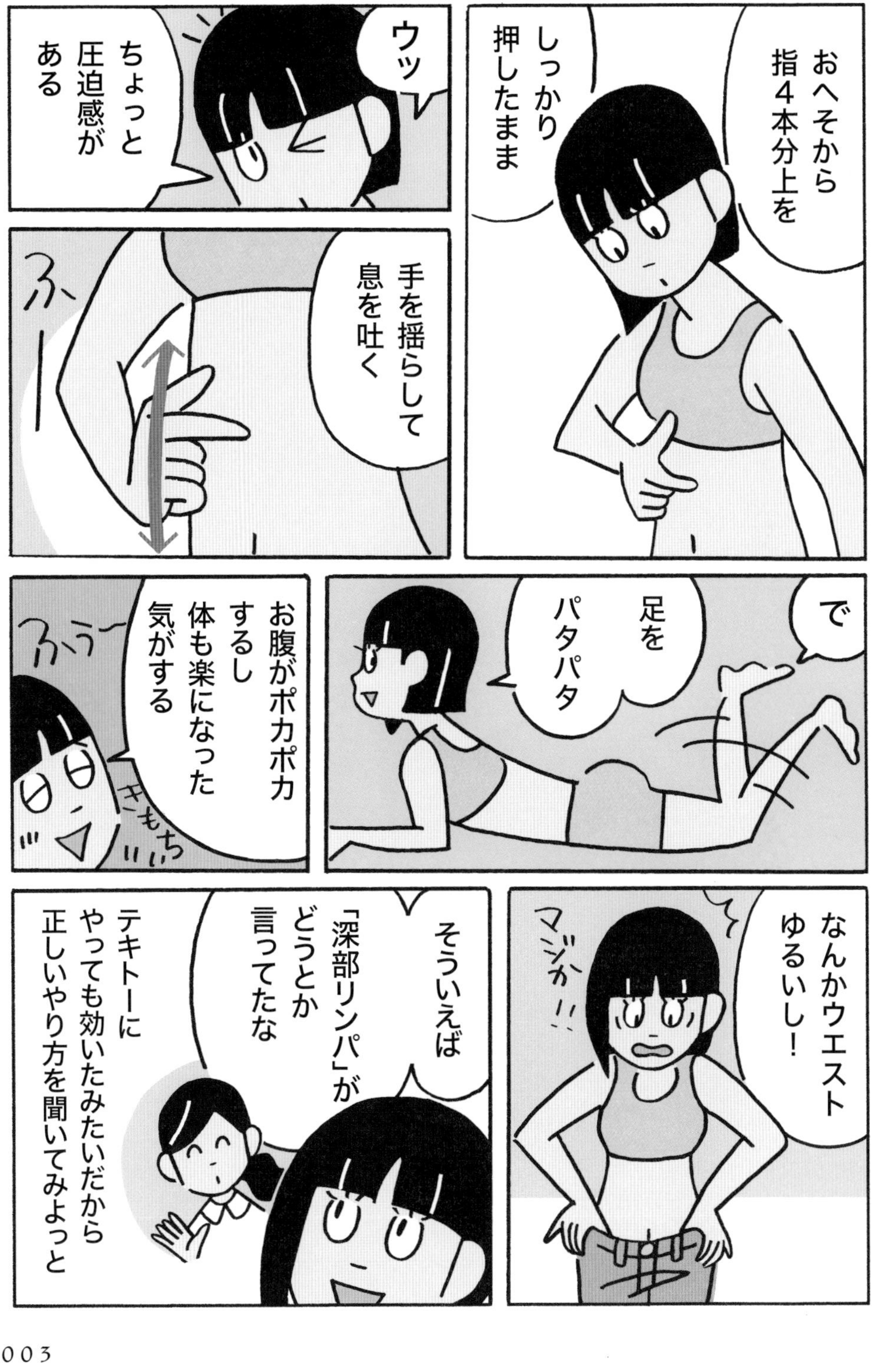
おへそから指4本分上を
しっかり押したまま
ウッ
ちょっと圧迫感がある
手を揺らして息を吐く
ふー
で
足をパタパタ
お腹がポカポカするし体も楽になった気がする
ふぅ〜
きもち
なんかウエストゆるいし!
マジか!!
そういえば「深部リンパ」がどうとか言ってたな
テキトーにやっても効いたみたいだから正しいやり方を聞いてみよっと

1 minute 分

「うるおいツボ揺らし」のやり方

リンパの詰まりを解消する

1

うるおいツボ刺激

うるおいツボを見つける

へそを基準に、指定された指の本数だけ離れた位置にツボがある。そこに中指の先を当てて「押されている」という圧迫感があるくらい圧をかける。体の奥に響くような感じ、痛気持ちいい感じがあれば○K

ポイント

腕の重みをツボに乗せるようにすると刺激が入りやすい

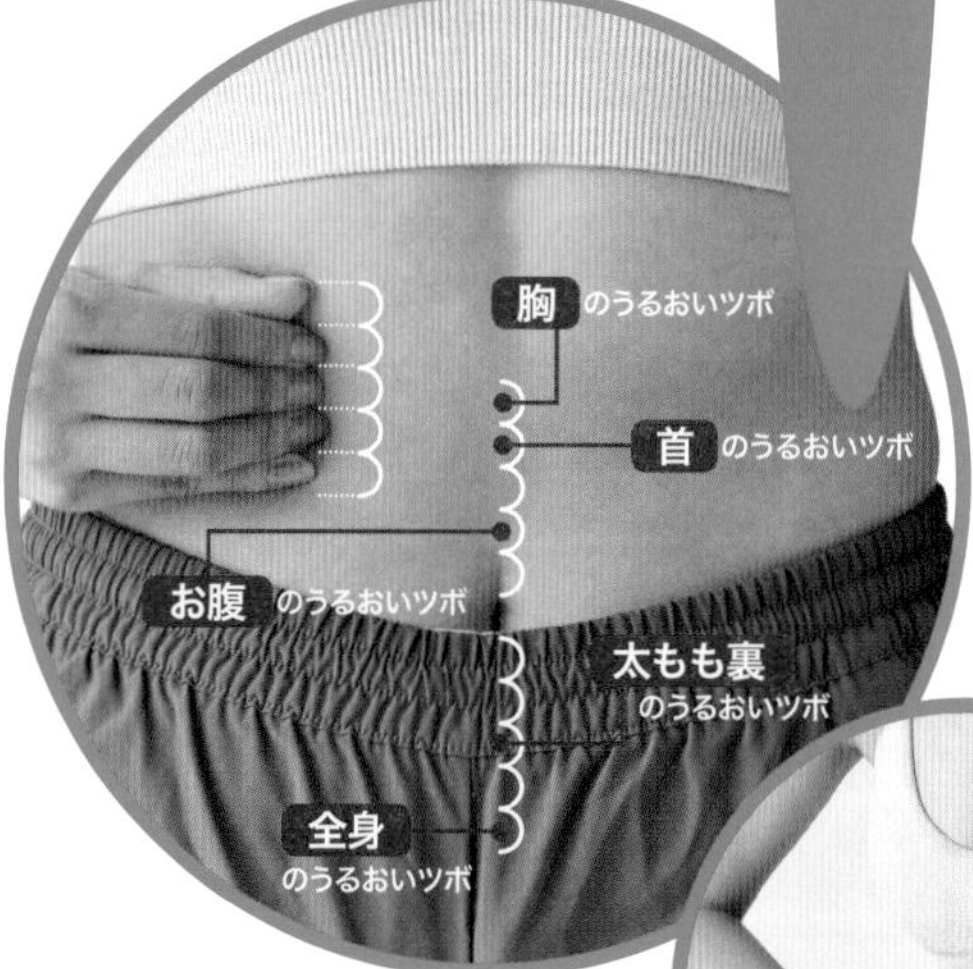

胸のうるおいツボ
首のうるおいツボ
お腹のうるおいツボ
太もも裏のうるおいツボ
全身のうるおいツボ

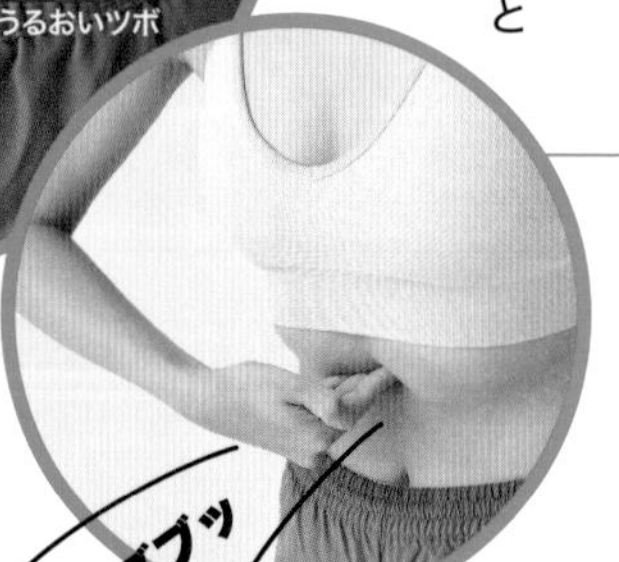

ズブズブッ

2 滞ったリンパを勢いよく流す

押したまま手を上下に揺らす

もう一方の手の中指を、ツボ位置に当てた中指に重ね、ツボを支点に手を上下に揺らし続ける。20回程度行う。「ホッ・ホッ・ホッ」と息を吐くリズムに合わせて手を揺らそう

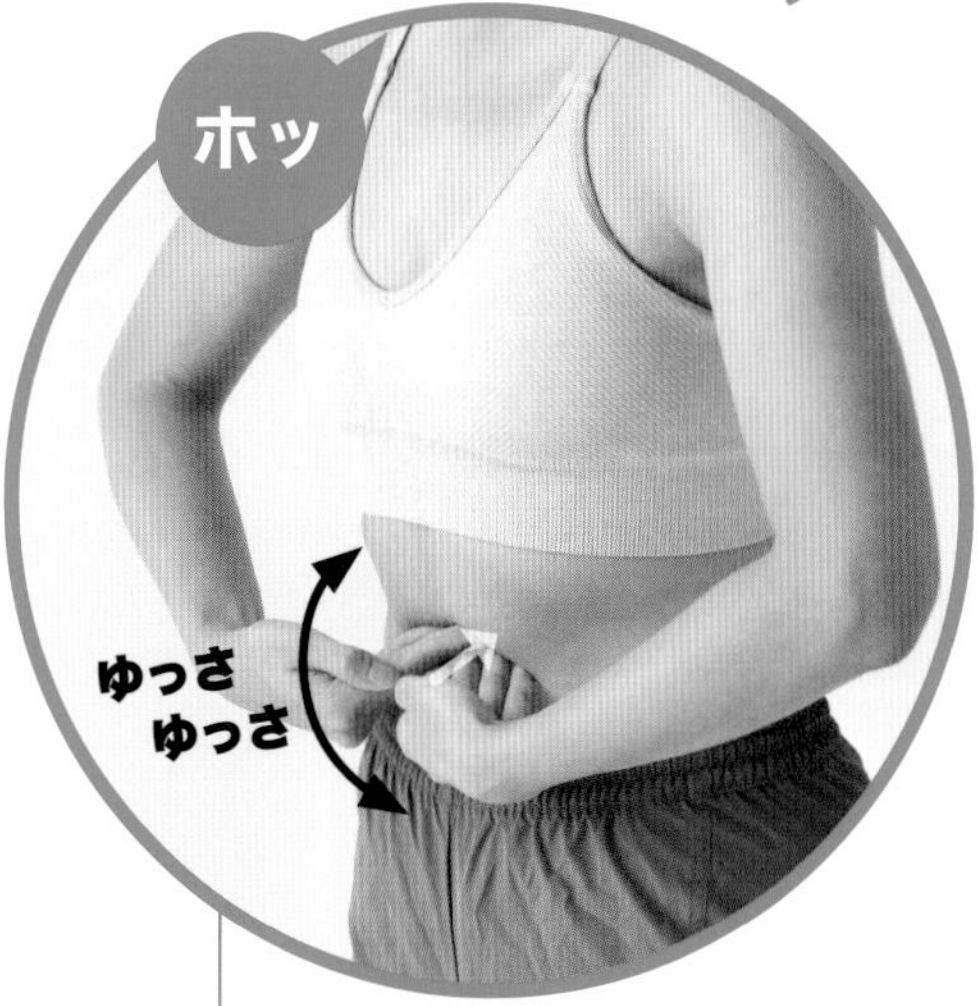

ポイント
指や手首ではなく、ひじから動かすようにするとうまくいく

うるおわせ筋ストレッチ

軽い伸び縮みで筋肉をうるおす

指定の筋肉を軽く縮めてから伸ばす動きを20回程度、リズムよく行う。腕や脚、頭を振るイメージ。呼吸は、筋肉を伸ばすときに「ホッ」と息を吐き、縮めるときに息を吸う。筋肉が伸びている感じがあれば、うまくできている証拠。脱力できていると筋肉の揺れを感じられ、さらに高い効果が得られる

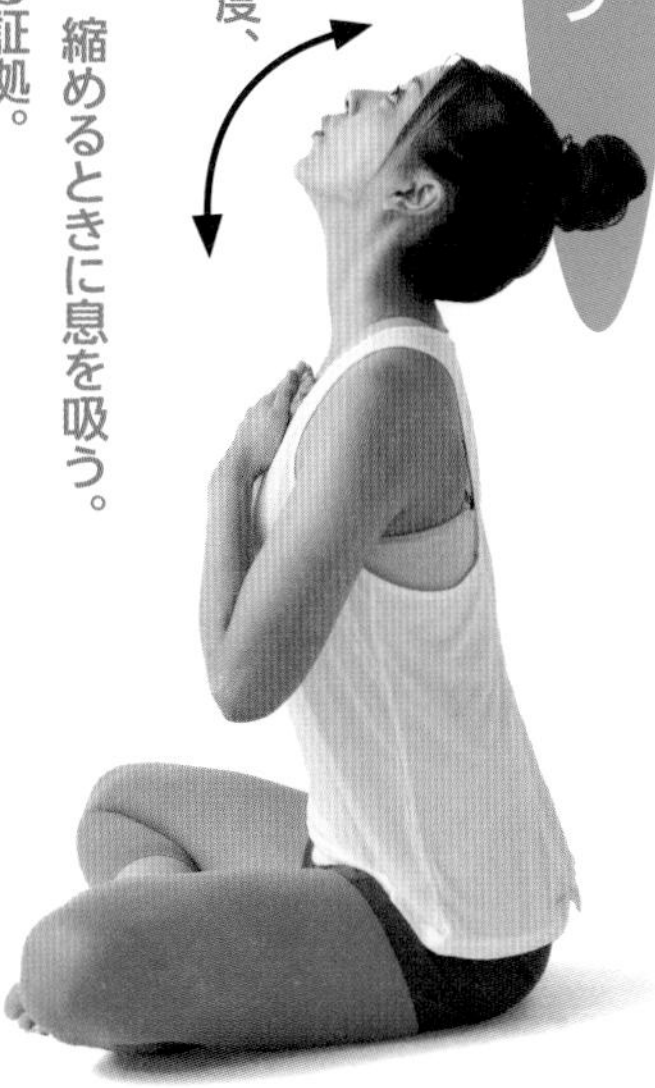

くわしくは本編で

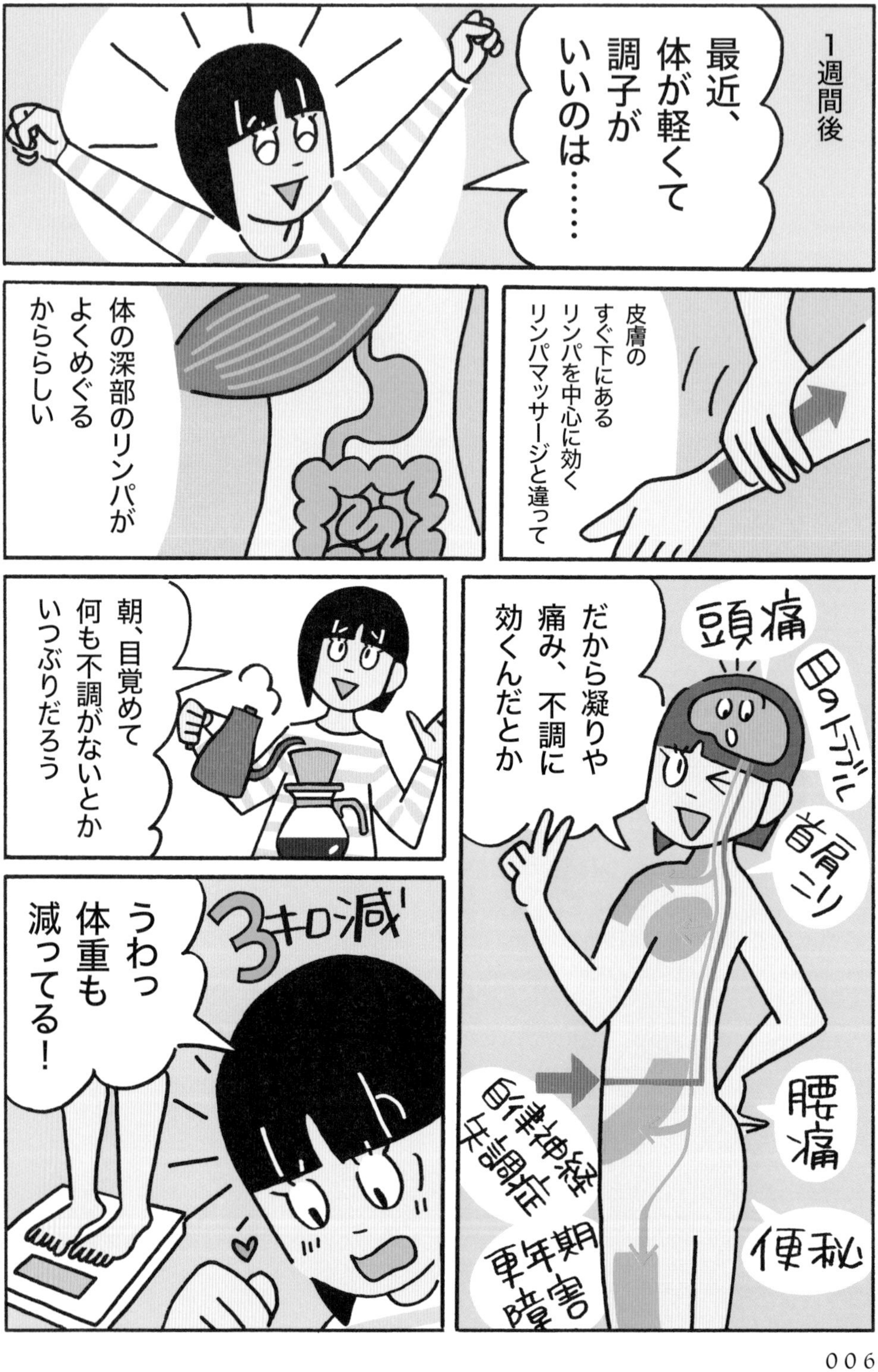
1週間後
最近、体が軽くて調子がいいのは……
皮膚のすぐ下にあるリンパを中心に効くリンパマッサージと違って
体の深部のリンパがよくめぐるかららしい
頭痛
目のトラブル
首肩こり
だから凝りや痛み、不調に効くんだとか
腰痛
便秘
更年期障害
自律神経失調症
朝、目覚めて何も不調がないとかいつぶりだろう
3キロ減
うわっ体重も減ってる！

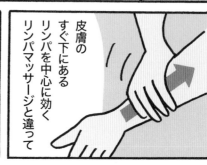

はじめに

「目覚めた瞬間から疲れていて、力が入らない」

「肩も首もバリバリ。軽く押しただけでかなり痛い」

「食べる量を減らしても体重が減らなくなった」

「何だか老けた気がするし、落ち込みやすくなった」


当院にいらっしゃる方の多くは、こうした心身のさまざまな悩みを複数抱えています。その中には病院や治療院などでの一般的な治療法では治らなかった方も、かなりの割合でいらっしゃいました。背骨の障害による腰痛、心肥大症、変形したひざの痛み、手術失敗による後遺症、体が震え続ける難病、リンパが枯れる奇病、……この10年で思い返しても、挙げていくときりがありません。

どなたも深刻な症状だからでしょう、数か月先まで予約が入っていてもあきらめずに連絡をくださいます。私は、このような方々が回復する過程

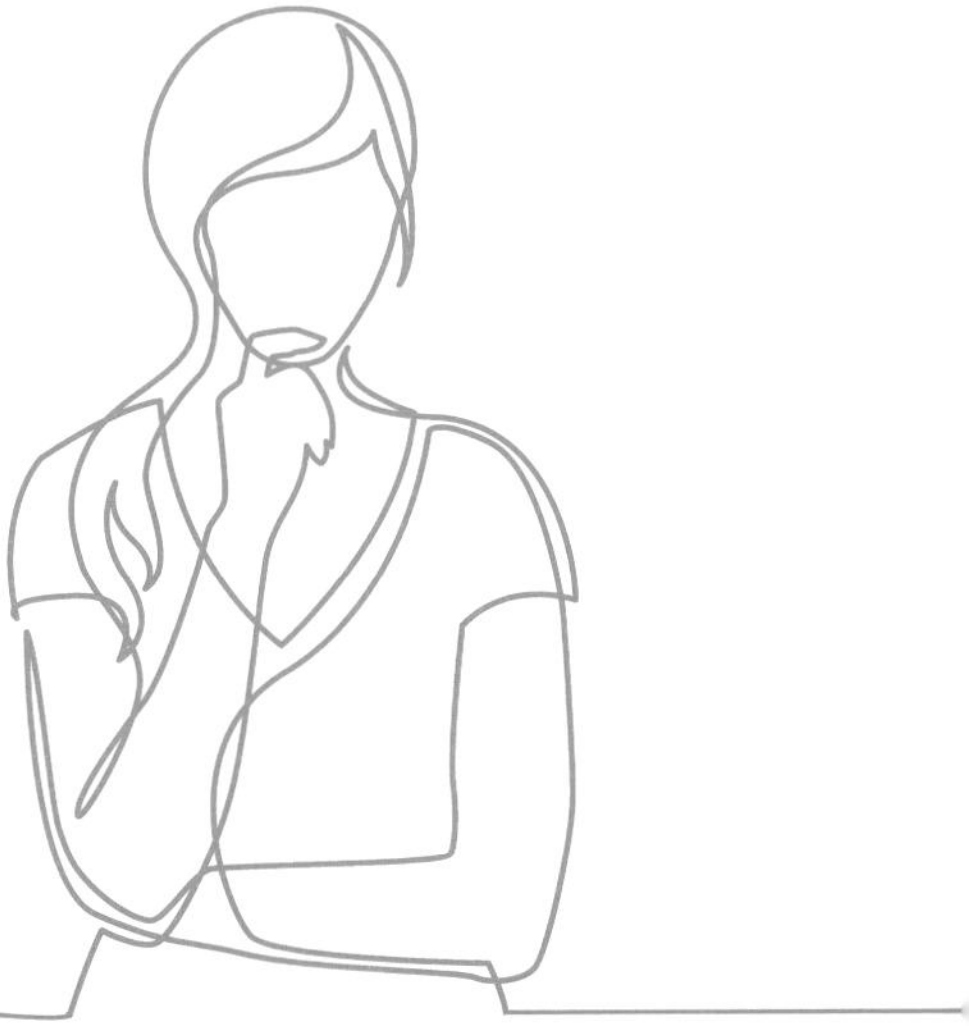

を、10万件以上は見てきました。あまりに多種多様な症状が改善するので、同業者にも「どんなことをしているの？」とよく尋ねられます。

本書を手にしたあなたは、つらい症状を抱えていらっしゃるでしょうから、その秘密を明かしましょう。


じつはリンパの流れを整えているのです。


私の施術の8割は、体の深部に滞ったリンパを解放して全身をうるおわせ、その体が本来持つ回復力を取り戻させるためのものです。この原則はどんな人でも、どんな症状でも変わりません。つまり**私が特別なことをするのではなく、誰の体にもあるリンパが特別に万能なのです。**

しかし残念ながら、来院くださる人の9割以上は筋肉や内臓など、体の深い位置にあるリンパのめぐりが悪く、ひどく詰まっています。

このような体の奥深くのことが明確にわかるのは、リンパのめぐりを確認しやすい股関節の動きに、あきらかな異常を確認してきたからです。股関節の動きには多種多様な筋肉が関わっています。リンパのめぐりが悪い筋肉は伸び縮みしにくいので、股関節に動きにくい部分があれば、その動きに関係する筋肉のリンパは滞っているということです。

私は施術前に股関節の動きを確認することが多いのですが、9割以上の人に動きにくい箇所があり、3人に2人の股関節はガチガチ状態でした。股関節を動かす筋肉の柔軟性は生活習慣や姿勢の影響を強く受けるため、どちらも乱れがちな現代人のほとんどはリンパのめぐりが悪く、うるおいを失った体になっていると言っていいでしょう。

深部リンパが詰まると脚を引き寄せにくくなる

試しにあお向けになって片脚ずつ、胸にひざを引き寄せてみてください。しっかり引き寄せて、もし痛みが生じたり左右の引き寄せやすさに差があったり、太ももが胸にペタッとつかなかったりしたら、あなたもどこか

が詰まっています。

私は、これを「深部リンパ渋滞」と呼ぶことにしました。深部リンパ渋滞を起こした人の体は、リンパの流れが悪くなったことで老廃物が詰まり、汚れたリンパが溜まった部分とリンパが枯れてパサパサになった部分ができています。

座っているだけで疲れる、つねにどんよりとした不調がある、イライラする、あるいは考えがまとまらないなどといった原因不明の症状があるとしたら、深部リンパ渋滞の影響で筋肉や内臓、脳まで働きが落ちているおそれあり。ほかにも、むくみやセルライト、冷えや頭痛などは汚れたリンパが溜まることで起きますし、ドライアイや肌の乾燥、便秘や体の凝り、痛み、体に力が入らないなどはリンパが枯れると起きやすい症状です。

それだけではありません。

リンパが詰まると、病気やウイルスに対抗する免疫力も弱まるため、体の全機能が低下して回復力が極端に下がります。だから不調や病気が治りにくかったり、少しよくなってもすぐ元の状態に戻ったりするのです。このまま何も手を打たなければ、どれほど回復したくても回復できない体になってしまいます。

やるべきことはシンプルです。

深部リンパ渋滞を解消すればいいのです。

肩こりや腰痛、頭痛、不眠、うつ、慢性疲労、冷えやむくみ、便秘、腰椎ヘルニア、更年期障害、自律神経の失調、パニック障害、顎《がく》関節症、過敏性腸症候群、難病であるパーキンソン病やシェーグレン症候群、……難病も含めた症状のすべてが、深部リンパ渋滞を解消するだけで勝手に治り始めてくれました。

これは年代や性別などを問わず、です。

リンパマッサージの効果が消える本当の理由

くわしくはのちほどご説明しますが、じつは詰まったリンパは一般的なマッサージやストレッチだけではうまく流れません。専門家による施術を受けても数日後にはカチコチのくたびれた体に戻ってしまうとしたら、おそらくリンパの詰まりが原因です。

本書では、どうにもならなかった深部リンパ渋滞すら解消できた「うるおいツボ揺らし」をご紹介します。これは「深部リンパ渋滞の解消に効くツボ」と「リンパがみるみる流れるストレッチ」を組み合わせた、まったく新しい健康法です。

症状の重い方は体を少し動かすのも億劫《おっくう》になりがちなので、誰もが続けやすいように数分あればできる簡単な動きだけで構成してみました。7歳の小学生から90歳の高齢者まで多くの方々に実践してもらい、その効果を確認しているので、どなたにも効果があることを確信しています。

リンパが解放されると、あらゆる健康法やダイエットの効果が劇的にアップします。同じようにストレッチをしているのにどんどん体がやわらかくなった、いつも通り食べているのに1か月で3キロやせた、などの声は何度いただいたかわからないほどです。もちろん悪い状態には戻りにくく、よい状態がずっと続くので、何を頑張っても体調が一進一退して心が折れたり絶望したりする心配もありません。

深部リンパのケアはどんな不調にも絶大な効果が

不調に悩む現代人が真っ先に取り組むべきは、体を鍛えることではなく、リンパの流れを取り戻すことです。

あなたの体にもともと備わっている回復力を取り戻し、病気や不調に悩まされることのない疲れ知らずの体を、いまこそ取り戻しましょう。

やるべきことは、シンプルです。

たった1分でできる「うるおいツボ揺らし」を、ぜひお試しください。

んなに変わる!

1 だるさ、疲れ、むくみが いきなり軽減

疲労物質が流れ去り、栄養素と酸素が行き渡ってうるおうことで、だるさや疲れ、むくみなどの不快症状が軽減され細胞が活性化する。精神的な不調からも解放されていく。全身の基本性能が上がるイメージ

2 不調や病気が いつのまにか遠ざかる

リンパが栄養素と免疫細胞を全身に運び、粘膜も強化するため、病気や感染症への抵抗力が上がる。健康を遠ざけ不調を呼び寄せていた深部リンパ渋滞が解消されるから、体の深部からうるおって不調が遠ざかる

3 すべての痛みが 驚くほど軽くなる

リンパに含まれる鎮痛成分が順調に体内をめぐってうるおううえ、痛みの原因物質もすばやく洗い流される。姿勢も自然によくなるため、痛みにつながる体の負担も溜まりにくくなる。痛みを呼ぶ「体のクセ」も消える

「うるおいツボ揺らし」をするだけで 体はこ

4 内臓が活性化し勝手にやせる

リンパがよくめぐると胃、肝臓、大腸、膀胱《ぼうこう》、腎臓といった内臓の機能も活性化。基礎代謝の約30％を占める肝臓と腎臓に加え、大きな筋肉の活動も活発になり脂肪の燃焼効率が高まる。むくみや冷えの緩和で、よりやせやすい体になる

5 肌、髪がうるおいを取り戻し若返る

リンパが肌や髪に、うるおいと栄養をたっぷり届ける。ドライアイにも効果あり。また、むくみの緩和と姿勢の改善によって、たるみが抑制される。腸が活性化することで肌の質も上がり、外見も中身もどんどん若返る

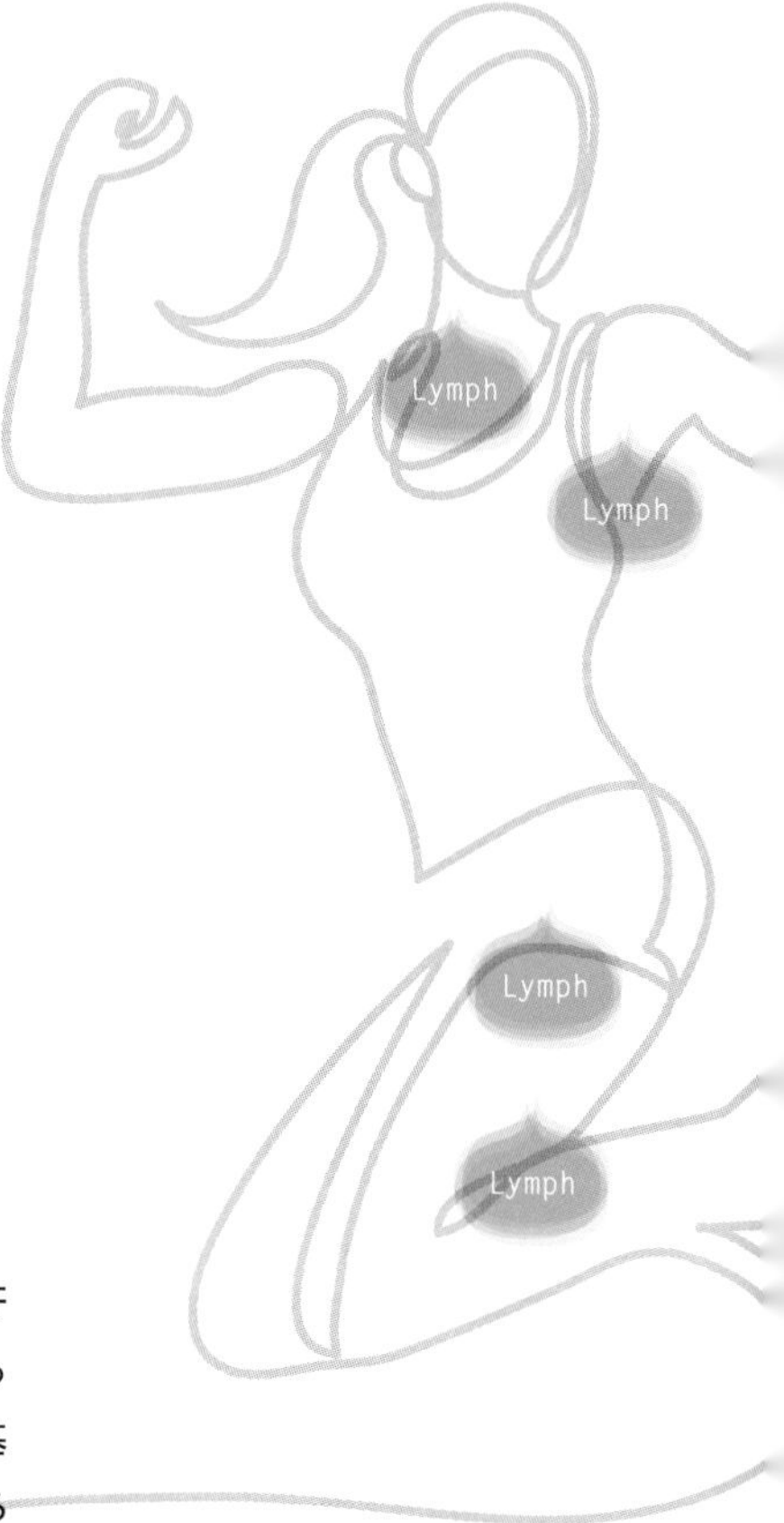
Lymph
Lymph
Lymph
Lymph

contents

第2章 リンパの詰まりを解消すれば弱った体がよみがえる……037

第3章

やってみよう！ 1分うるおいツボ揺らし

第4章 うるおいを取り戻すと人生が好転する

スタッフ

装丁 ● 小口翔平＋大城ひかり（tobufune）
本文デザイン ● 花平和子（久米事務所）
イラスト ● 福田玲子
撮影 ● 臼田洋一郎
モデル ● 長沢美月（ブース）
ヘアメイク ● 梅沢優子
DTP ● 髙本和希（天龍社）
校正 ● 株式会社ぷれす

編集 ● 片山緑、小元慎吾（サンマーク出版）

第1章

あなたが不調から抜け出せないのは体の深部がうるおっていないから

Lymph

体のうるおいは「リンパ」がつくっていた

体が芯からうるおっていると、肌も目も唇も健康になって魅力が増しますし、代謝の乱れによる太りすぎややせすぎも解消します。逆に、**筋肉がうるおっていないと凝りや痛みがあちこちに生じ、内臓がうるおっていないと病気や不調を呼び寄せがちになるのです。**体の中がうるおいを失った状態は、水やりをせずに放置した植物のようなもの。花や葉がみるみるしおれていくように、老化が加速します。

では、このうるおいは何でできているのでしょうか。

答えは「リンパ」です。

リンパは体を満たす体液で、リンパがしっかりめぐると体は内側からしっとりとうるおいます。この、うるおっている状態がいちばんわかりやすいのは、赤ちゃんの体かもしれません。平均すると成人女性より2割以

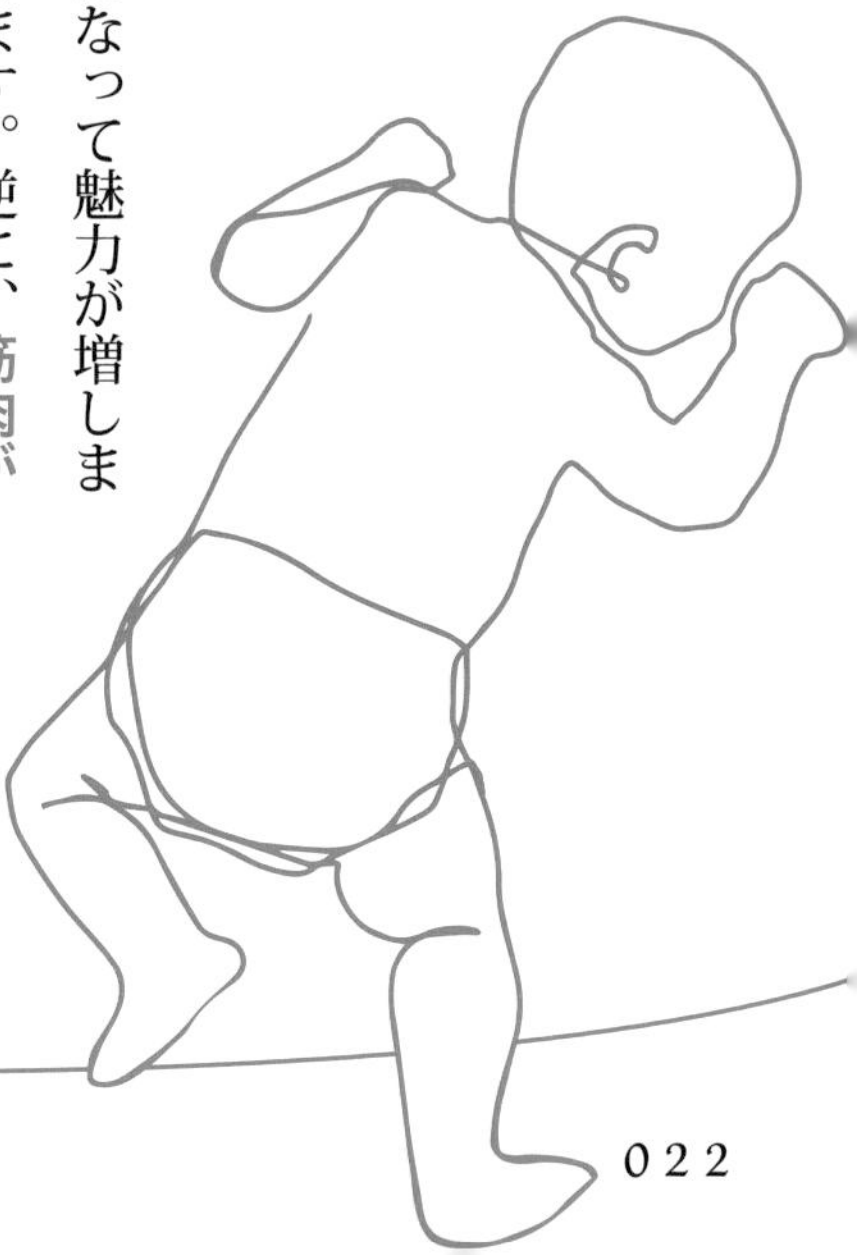

上も水分比率が高い、赤ちゃんの体の大部分はなんとリンパでできています。たっぷりのリンパがよくめぐっているから、目はキラキラして肌もツヤツヤ、顔色はよく筋肉もふわふわにやわらかい。私たちを悩ませる病気や不調とは、見るからに無縁です。

体内がきれいになって外見にあらわれるだけでなく、**凝りや痛みが消え、病気まで防いでくれる「万能薬」がリンパなのです。**

きれいなリンパが
たっぷりめぐっていると、
うるおって健康的

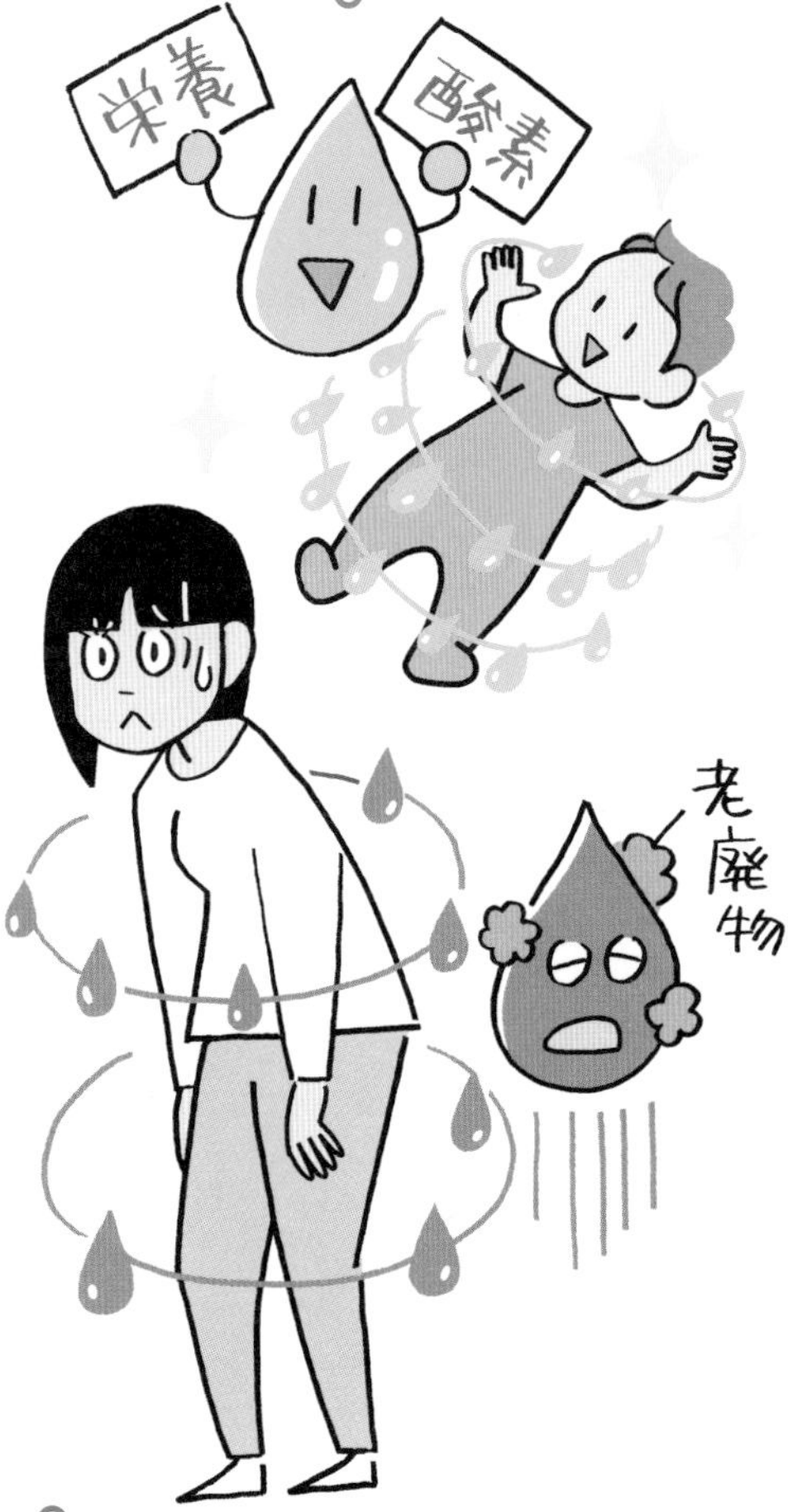

リンパのめぐりが悪くなり
汚れてくると、
うるおいを失い不調がちに

Lymph

リンパは「配達」と「ゴミ収集」をする働きもの

施術中に「リンパの詰まりが原因ですね」と伝えると驚く方が多いのは、ご自身の不調とリンパがうまく結びつかないからだと思います。

リンパのおもな役割は、全身の細胞に必要なものを届ける「物流」です。血液も物流をこなしますが、両者には違いがあります。**血液が血管という高速道路で大量の荷物をすばやく運ぶ「大型トラック」なら、一つひとつの荷物をていねいに各家庭まで届ける「配達員」がリンパです。**

リンパのめぐりがいいと酸素や栄養素、免疫細胞が体のすみずみまで行き渡るため、体の回復力や免疫力が高まります。しかもリンパは、配達だけでなく体内に生じたゴミ、いわゆる老廃物まで持ち去ってくれるのです。

逆にリンパの流れが悪くなると、酸素も栄養素も不足して老廃物が回収されなくなります。これは食料も水もないゴミだらけの部屋に閉じ込めら

全身の細胞は
リンパに守られている

れたようなもの。細胞は元気を失っていき、治るものも治りません。この状態から脱する唯一の方法が、体の奥深くを流れるリンパのケアです。

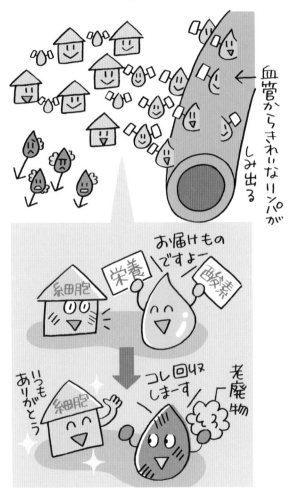

血管からきれいなリンパがしみ出る
お届けものですよー
栄養
酸素
細胞
いつもありがとう
細胞
コレ回収しまーす
老廃物

リンパが数十兆もの細胞一つひとつに栄養素や酸素を届け、
老廃物を回収してくれることで細胞の健康は保たれる

まだまだある、リンパのすごいパワー

じつは私たちの体内から老廃物を出す方法は、体液に溶かす以外ありません。その働きの最大の担い手が、リンパです。

このリンパは血液の3倍もの量があります。極小の細胞一つひとつが必要とするものを届けてゴミ（老廃物）を回収する「流通網」をつくるには、量も必要なのです。リンパがなければ細胞は死滅しますし、もちろん人は生きていられません。

そしてリンパの成分は大きく変化します。体内にウイルスや細菌などが侵入すると免疫細胞が大量に供給されますし、体内に生じたゴミを回収するとリンパはドロドロに。二酸化炭素などのごく小さなゴミをメインに回収する血液と違い、リンパはたんぱく質や脂肪、細菌やウイルス、傷ついた細胞などの大きなゴミを大量に回収しています。だから、つねにサラサラではいられないわけです。このリンパのゴミ回収能力は、最大で血液の20倍にまで達します。

Lymph
不要になった
老廃物を
回収する

Lymph
余分な
水分を
吸収する

Lymph
細胞に
栄養や酸素を
届ける

Lymph
炎症を抑える
痛み止めの
働きをする

リンパの
さまざまな
働き
Lymph

Lymph
病原菌や
ウイルスを
排除する

Lymph
酵素や
ホルモンの
流通を担う

Lymph
関節や
筋肉の動きを
軽くする

Lymph
だるさや
不調のもとを
掃除する

Lymph

血液の1000倍遅く流れるリンパは汚れやすい

では、なぜリンパは滞るのでしょうか。

まずお伝えしておきたいのが、リンパが全身をめぐるのに12～24時間もかかるということです。血液は1分ほどで全身を1周するため、リンパはその1000倍もの時間をかけてめぐっていることになります。これほどの差がつく最大の理由は、心臓という強力なポンプによる圧力がリンパには届かないから。キッチンで食器を洗う水をシャワーに切り替えると、極細の水の通り道が無数にあることで水圧は弱まりますよね。リンパも同様に、通り道一つひとつにかかる水圧が弱まるわけです。

このリンパが渋滞するしくみも、食器洗いを例にするとわかりやすいかもしれません。汚れた食器を洗うと細かいゴミや油汚れが排水口に流れますが、流す水がチョロチョロだとゴミや汚れは溜まりがちに。すると排水

体内の老廃物がトラブルを呼ぶ

口に水が流れにくくなります。同様に体内でリンパが滞ると「汚水化」したドロドロのリンパが溜まっていくのです。リンパの汚水化が皮膚のすぐ下で起きると肌にも影響します。その代表例がくすみや肌荒れです。

リンパの流れが悪いと…
不調
肌荒れ
しみ出す
むくみ
リンパの詰まり
老廃物でリンパが詰まる
まるで汚水のあふれる排水口のよう
チョロチョロ〜

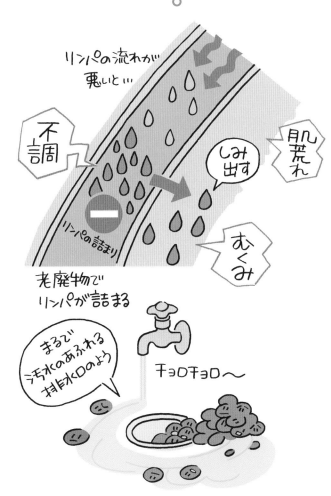

リンパのめぐりが悪いと、老廃物を回収した「汚れたリンパ」が溜まって詰まりやすくなる

Lymph

出ている下腹の中身は汚れたリンパだった!

体内でリンパが滞ると「汚水化」する。想像するのも嫌な感じですが、その汚水化したリンパは、どうなるのでしょうか。

正解は、むくみです。むくみは、よほど重度でないかぎり軽視されがちですが、むくみを漢字で書くと「浮腫」。「腫」という字が示すように、リンパが皮下組織に流れ出て、腫れ上がった状態です。これが顔や脚などかなり広い範囲に生じるわけですから、体にいいわけがありません。

そして、あまり知られていませんが、じつは下腹をぽっこり出させる主犯格はむくみです。むくみと言えば顔やふくらはぎのイメージが強いと思います。**しかし、いちばんむくむのは、上半身と下半身から流れつく汚水化リンパを一手に引き受ける下腹なのです。**次にむくみやすいのがお尻で、悩ましいたるみの半分はむくみでできています。

脚のつけ根のリンパ節は、
上半身と下半身から来るリンパを回収するが、
このリンパ節周辺が詰まると、
汚れたリンパは下腹やお尻に溜まってしまう

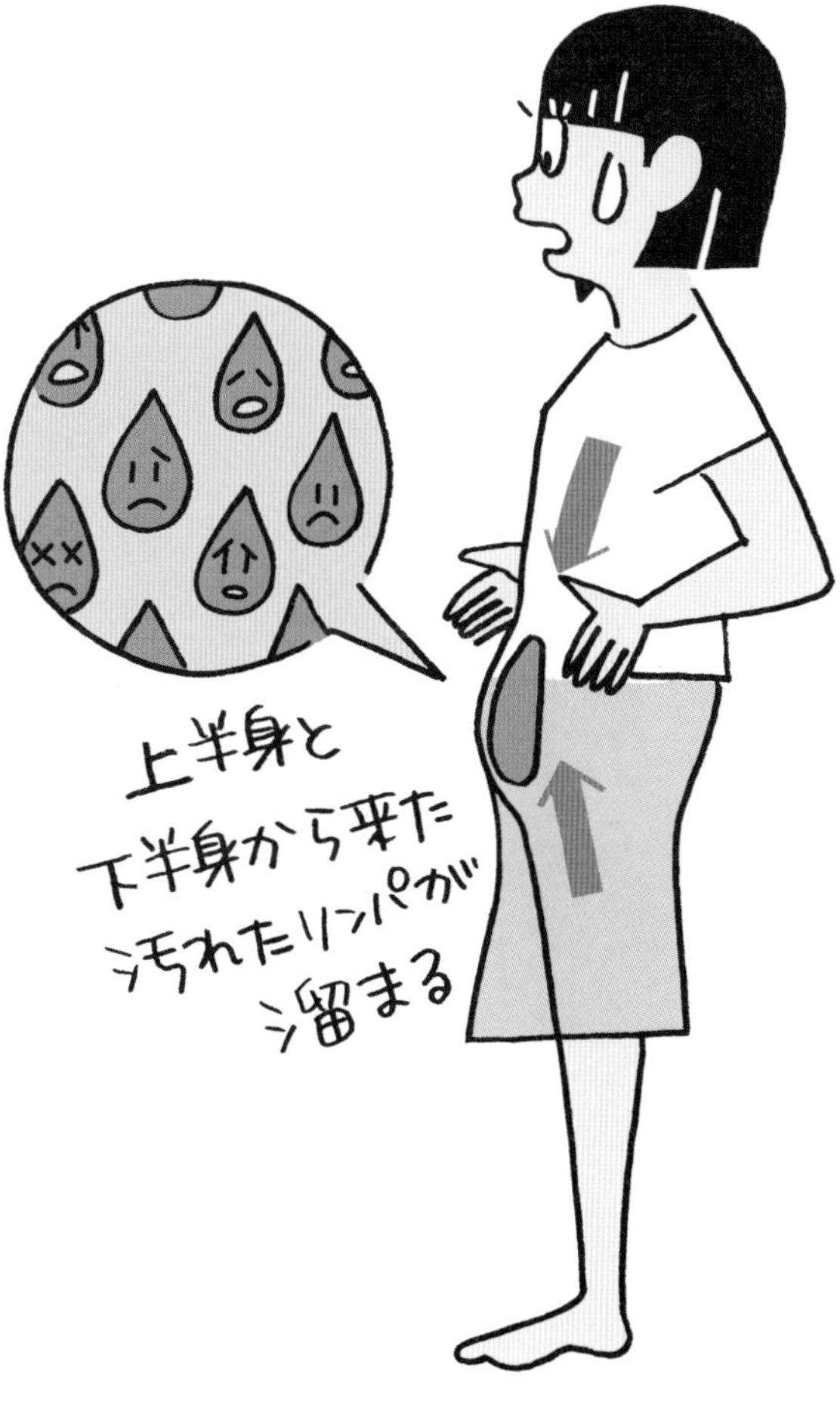
上半身と
下半身から来た
汚れたリンパが
溜まる

細胞が元気に長生きするか、死ぬかはリンパ次第

成人女性の体の 55 ～ 60%は水分で、その水分に育まれるのが細胞です。細胞が集まって肌、髪、筋肉、骨、内臓など、全身の全パーツが形づくられています。リンパが流れると体の原材料すべての質がよくなるため、健康を保ちやすくなるわけです。

Lymph

なぜリンパマッサージの効果が続かないのか

排水口の汚れは、勢いよく水を流せば落ちます。だとしたらリンパをガンガン流せば、滞った状態も解消できるはずです。この考え方はもっともで、健康な人なら運動や入浴で血流をアップさせるだけでもリンパの流れが改善します。しかし深部リンパ渋滞のクセがついた人は、リンパの通り道に詰まりがあるため流れません。

この状態は、キッチンの排水口に食べかすや油などが溜まってヘドロ状になり、下水管まで詰まらせたようなもの。勢いよく水を流したところで詰まりは解消できません。リンパも同様に、老廃物というゴミが溜まると詰まっていきます。こうして行き場をなくした汚水化リンパは、皮下組織にあふれ出して、むくみやセルライトをつくるのです。

もし、リンパマッサージなどを受けても数日で効果が消えるとしたら、リンパの出口が詰まったままだからでしょう。大前提として、さすったりもんだりする刺激はリンパの詰まりには効果が薄いからです。神業的手技でもなければ、リンパは一時的に移動するだけ。詰まりを解消しないかぎり、残念ながらリンパは元の位置に戻ってしまいます。

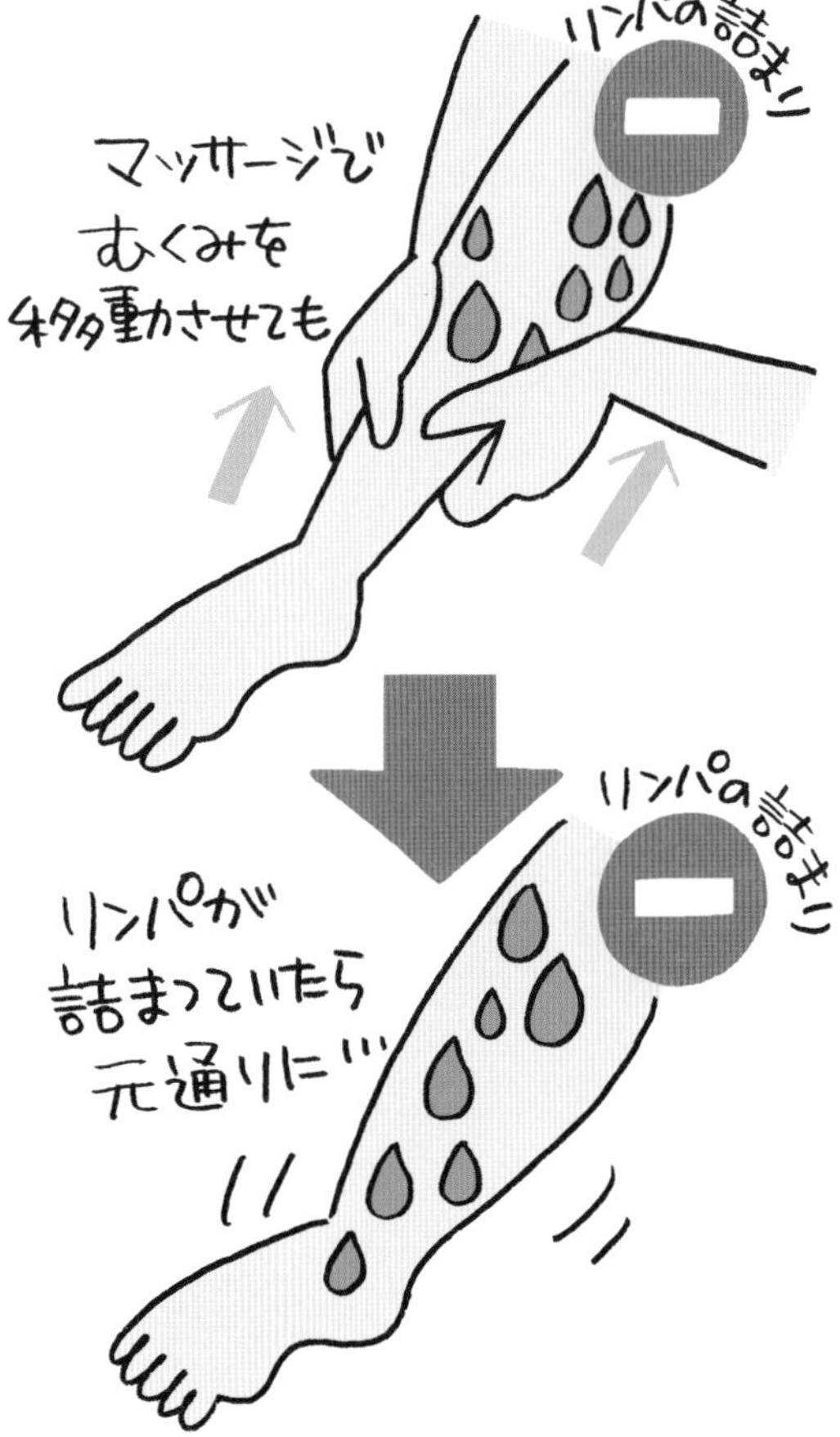
リンパの詰まり
マッサージでむくみを移動させても
リンパの詰まり
リンパが詰まっていたら元通りに

ひざの裏にあるリンパ節の周辺に詰まりが生じると、
リンパマッサージでむくみを移動しても
元の状態に戻りやすい

「治らない体」をつくる

リンパ詰まり度をチェック！

- □ 朝から体がだるい
- □ 長く座っていると体がつらくなる
- □ お肌の状態がよくない
- □ むくみがひどい（脚、お腹、顔など）
- □ 目が乾きやすい、鼻が詰まりやすい
- □ 体が硬くストレッチしても伸びない
- □ すぐ冷えるだけでなく温まりにくい
- □ 健康法の効果が長続きしない
- □ 疲れやすく、寝ても疲れが取れない

- □ 顔や体のたるみが目立ってきた
- □ つねに重だるい肩こりや腰痛がある
- □ セルライトができた
- □ 筋肉痛が遅れてやってくる
- □ 簡単に太るし、やせにくい
- □ 風邪を引きやすく、治りが遅い

いくつ ✓ チェックがつきましたか

リンパ詰まり度の目安は、チェック3つまでは軽め、5つ以上は中程度、10を超えると重めです。これらは「リンパ詰まり」を解消すれば改善できる症状のリストでもあるので、うるおいツボ揺らしを実践しながら月に1～2回、この項目を確認すると体質がどんどん改善していく喜びを味わえますよ。

着圧タイツで下腹の厚みが増す?

着圧タイツの狙いは、体に圧をかけて体液の流れをよくすることですが、じつは毎日はく人ほど下腹が育つリスクが高まります。

そのしくみは以下の通りです。まず締めつけることで血流やリンパの流れが妨げられる部位が生じます。そこには栄養素や酸素が届かず冷えるため、基礎代謝が低下。すると脳は「体の危機だ!　冷えた部分を温めないと」と判断し「保温機能のある脂肪をつけろ!」という歓迎しかねる指令を出します。なんということでしょう。汚水化リンパでむくむだけでなく、脂肪までついて本格的に下腹は成長を始めるのです。

もちろん、着圧を全否定するわけではありません。大事なときだけ使うようにし、使用後はかならずリンパのケアをしましょう。

第2章

リンパの詰まりを解消すれば弱った体がよみがえる

Lymph

「治らない体」にはリンパの枯れた部分がある

汚水化したリンパがあふれて、むくむ。

こう申し上げると体内がジャブジャブの状態をイメージされるかもしれませんが、リンパは際限なく流れ出るものではありません。なぜなら体内のリンパの総量は、ある程度決まっているからです。

では、どうなるのでしょうか。

汚水化したリンパが蓄積すると、リンパ不足の部分ができます。それを象徴するのがドライアイであり乾燥肌であり、凝りや痛み、慢性疲労や体に力が入らないなどの症状です。「ドライアイや乾燥肌はわかるけれど、凝りや痛み、慢性疲労とリンパ不足は関係あるの？」と思われたかもしれません。じつは、これらは筋肉や関節まわりからきれいなリンパが減ると起きがちな症状なのです。

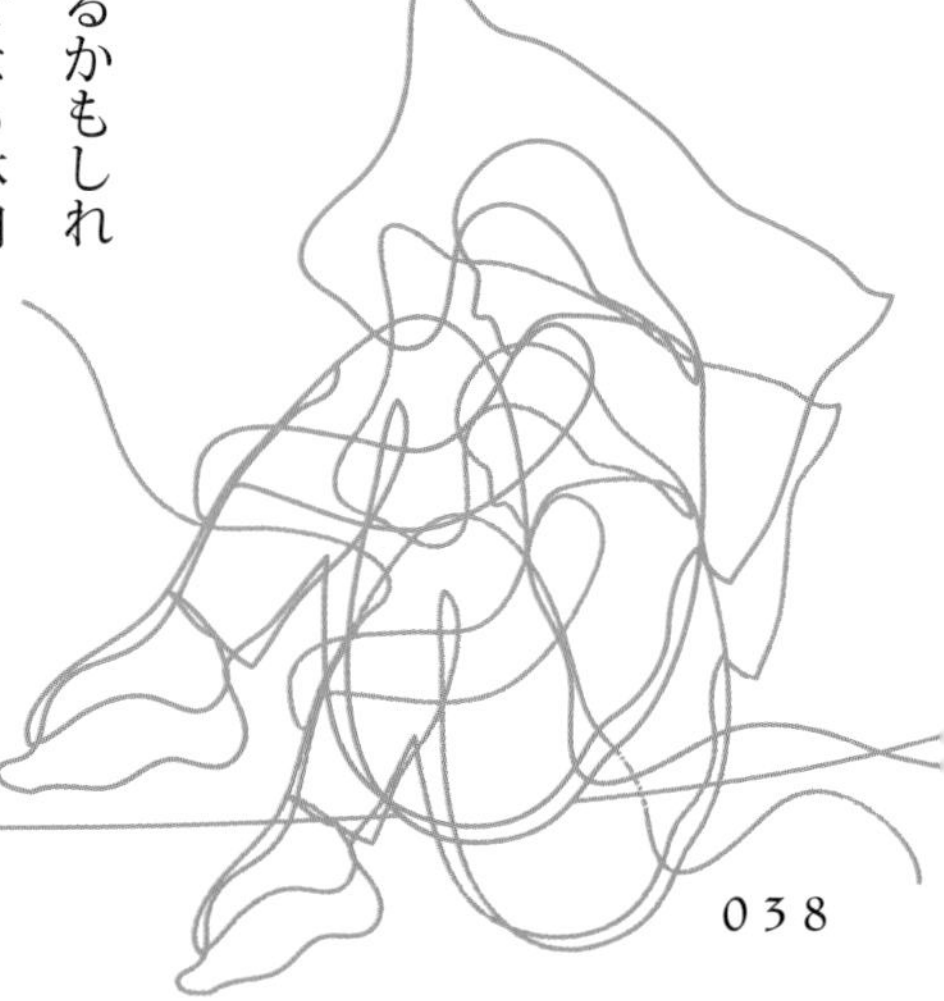

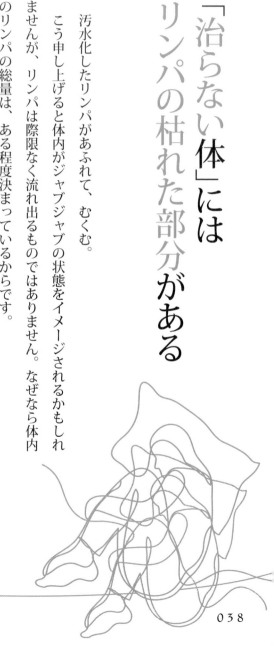

めぐりの悪い筋肉には「発痛物質」が集まり、この物質が神経を刺激して脳にＳＯＳを出すというしくみがあります。ここで体を動かすなどして流れを回復させれば発痛物質も流れ去りますが、何もしないと発痛物質が居座って凝りや慢性疲労の原因に。**温かい湯船に浸かると凝りや疲れが消えるように感じるのは、温まることで血液やリンパの流れが回復し、発痛物質も流れ去るからです。**

汚れたリンパが溜まると

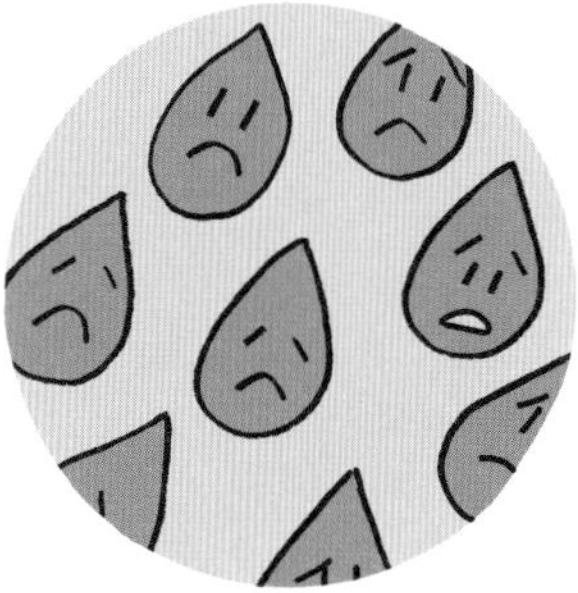

痛み物質や疲労物質が集まり

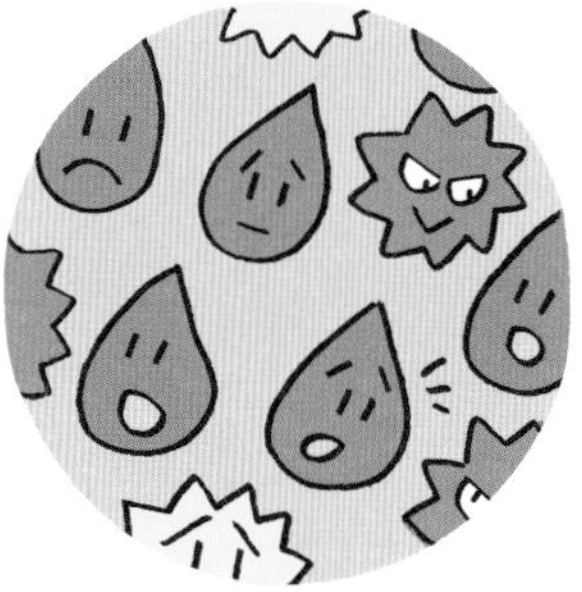

痛みや凝り、だるさが生じる

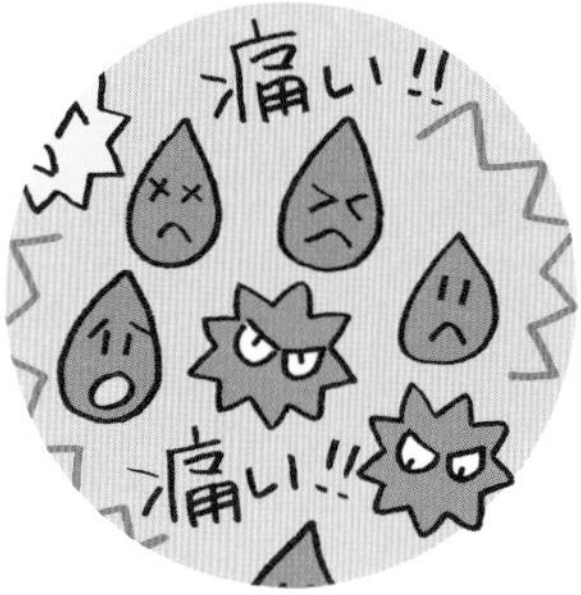

Lymph

体の浄化を加速させる「うるおわせ筋」とは

では、きれいなリンパがしっかりめぐる、うるおう体を取り戻すには、どうすればいいのでしょうか。

心臓や血管という動力源のないリンパを、しっかり流して体内をうるおわせる強力な味方が筋肉です。筋肉がよく動くことで、血液を集めては押し流す「ポンプ動作」が活発に行われます。この動きがリンパを押し流す手助けをしてくれるのです。

ポンプ動作は、どの筋肉でも行われますが、特に重要な働きをするのが首、胸、お腹、太もも裏側の４か所にある筋肉です。本書では、これを「うるおわせ筋」と呼ぶことにしました。

うるおわせ筋が特別な理由は、大きさと位置にあります。

血液やリンパを押し流すパワーは筋肉の大きさに比例しますが、うるお

うるおわせ筋の位置

うるおわせ筋は
各部位の大きな筋肉で、
リンパのめぐりに
大きな影響を与える

わせ筋はまずサイズが大きいという特徴が。しかも腕や脚、頭やお腹に広まった大量の汚水化リンパを集約し、浄化槽や汚水処理場の役割を担う4大リンパ節へと流す非常に重要な役割を担う位置にあるのです。

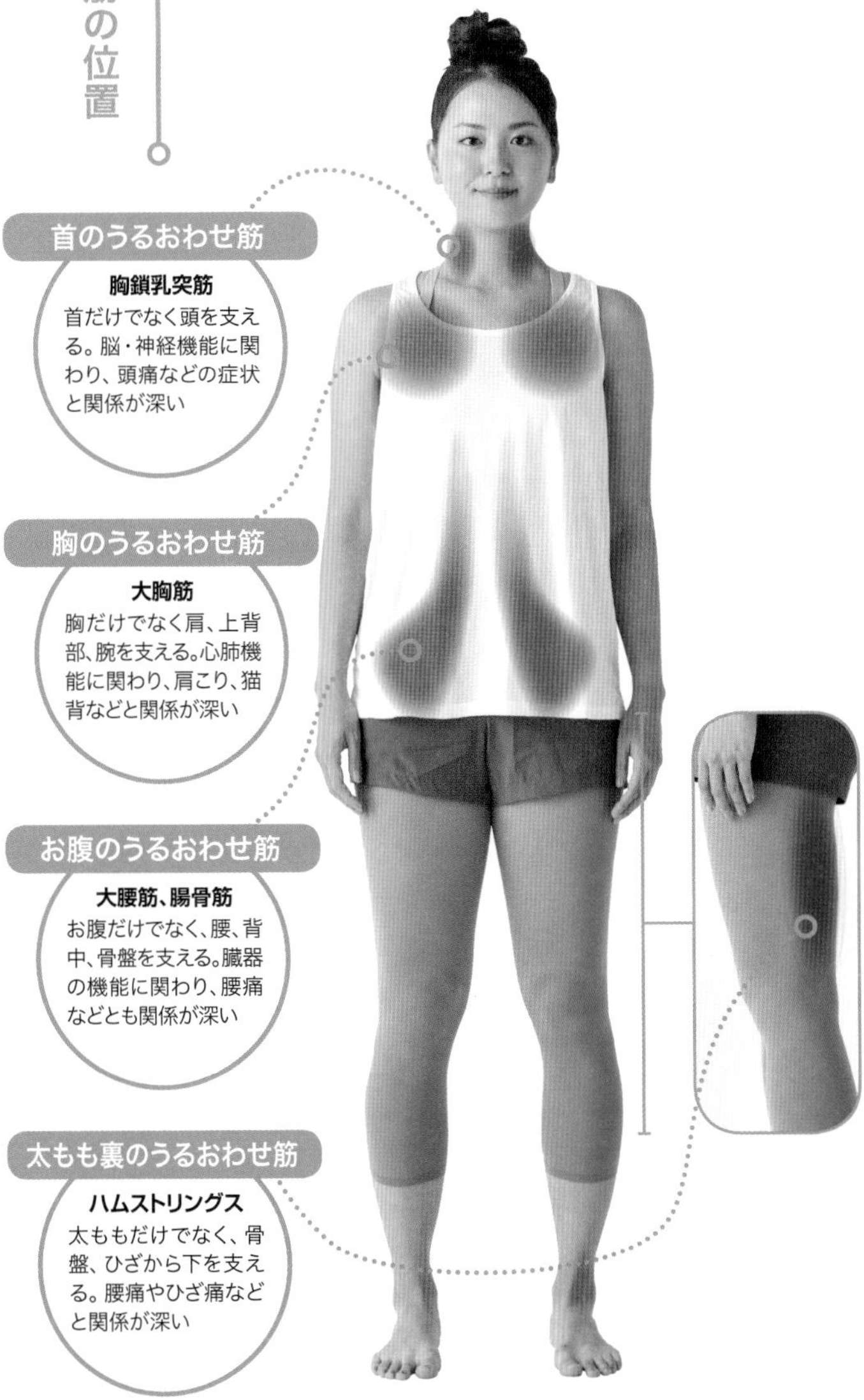
首のうるおわせ筋
胸鎖乳突筋
首だけでなく頭を支える。脳・神経機能に関わり、頭痛などの症状と関係が深い
胸のうるおわせ筋
大胸筋
胸だけでなく肩、上背部、腕を支える。心肺機能に関わり、肩こり、猫背などと関係が深い
お腹のうるおわせ筋
大腰筋、腸骨筋
お腹だけでなく、腰、背中、骨盤を支える。臓器の機能に関わり、腰痛などとも関係が深い
太もも裏のうるおわせ筋
ハムストリングス
太ももだけでなく、骨盤、ひざから下を支える。腰痛やひざ痛などと関係が深い

Lymph

長時間座るだけで「うるおわせ筋」は潰れゆく

「筋肉を動かすのが大事なら、運動すればいいの?」

こう思われたかもしれませんが、**残念ながら9割の人の「うるおわせ筋」はカラカラに乾いていて機能していません。**だから運動やマッサージをしても効果が薄いどころか、痛みが出る場合すらあることがわかっています。こんな状態に陥ったおもな原因は、物理的に潰されたからです。

現代人の座る時間はあまりに長く、太もも裏側のうるおわせ筋は毎日何時間もイスに押しつけられっぱなしです。**血液の7割が下半身に集まり、30分座り続けると血流が半減することを考えると、この状態でリンパが流れるはずがありません。**流れなくても老廃物は出続けるので、リンパの通り道にはゴミが溜まる一方に。これがリンパの流れをせき止めるため、うるおわせ筋がパサパサになり、関節や神経にまで悪影響を及ぼすのです。

デスクワーカーは要注意

ほかの部位も、たとえば首のうるおわせ筋はパソコンやスマホの画面をのぞき込むクセでリンパが枯れます。うつむいたりあごを突き出したりすると、ここが潰れて硬直するからです。この姿勢を続けると肩が前に出るため、胸のうるおわせ筋まで縮みっぱなしに。すると腰が丸まり、お腹のうるおわせ筋が圧迫されます。こうして、すべてのうるおわせ筋がパサパサになり「何をしても治らない体」ができあがるわけです。

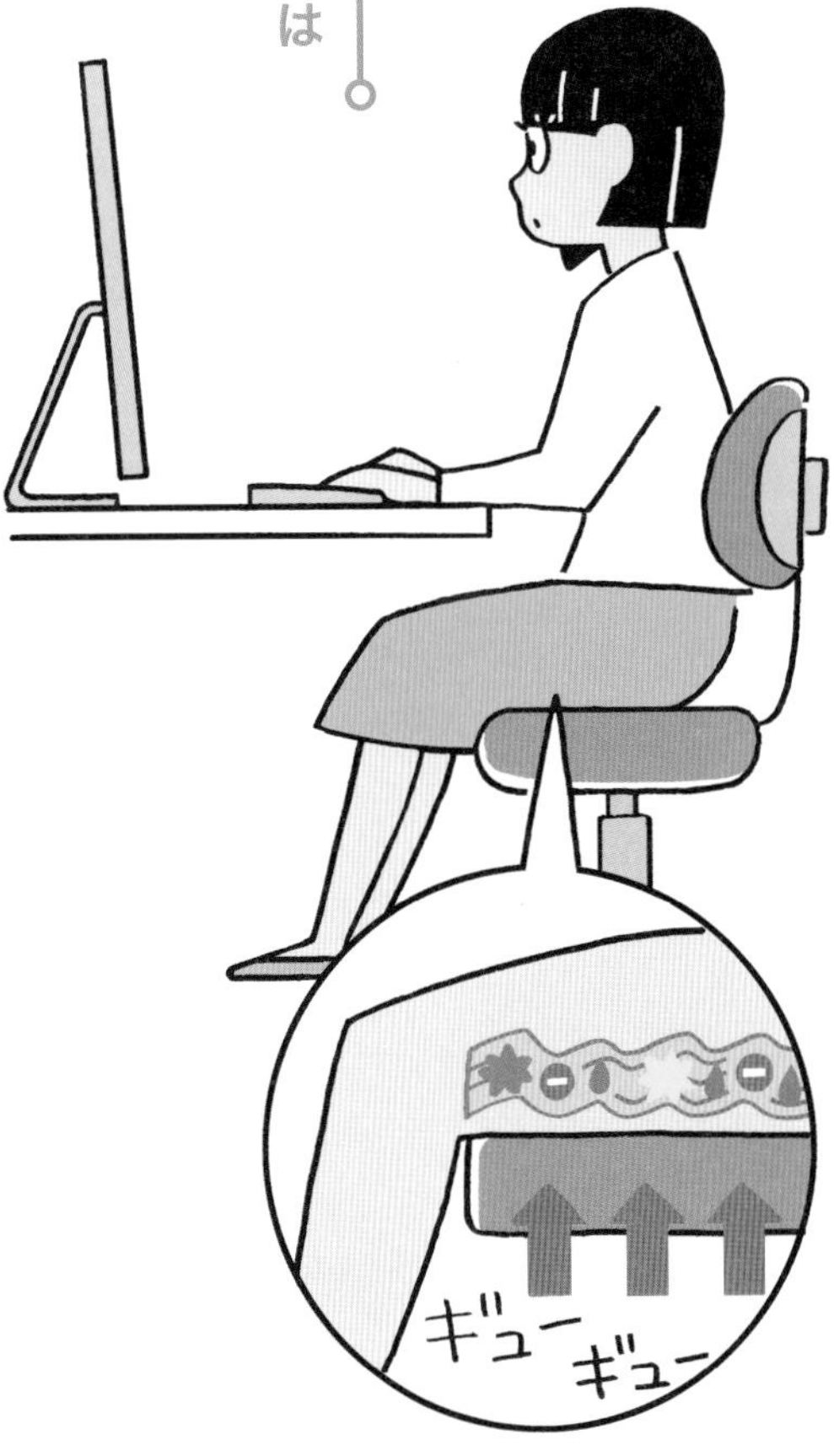

イスに座るという行為は、見方を変えると太ももの裏側とお尻の筋肉の一部に体重をかけて潰すことを意味する

Lymph

あらゆる不調を根絶する「うるおいツボ揺らし」

何をしても治らない状態から抜け出すには、うるおわせ筋を復活させるのが最も効果的です。そのために何をすればいいのでしょうか。

パサパサ状態のうるおわせ筋は、一般的なマッサージやストレッチなどの「外側からの刺激」ではうるおいません。乾燥わかめや干ししいたけをもんだり押したりしてもやわらかくならないように、乾いた筋肉に必要なのは水分を含ませること。だからといって水をたっぷり飲んでもむくみますし、水をかけて皮膚から水分をしみ込ませることも不可能です。

この難題の解決に10年もの歳月を費やしましたが、ついにうるおわせ筋にだけ都合よくリンパを流す方法が見つかりました。

それが「うるおいツボ揺らし」です。

ある部位を押しながら揺らすだけで、パサパサのうるおわせ筋を最速で復活させられる。これを知ったときは、身震いしました。以来、どんな治療法でも治らなかった症状を抱える方々を救ってきた秘密を、これからお伝えしていきましょう。

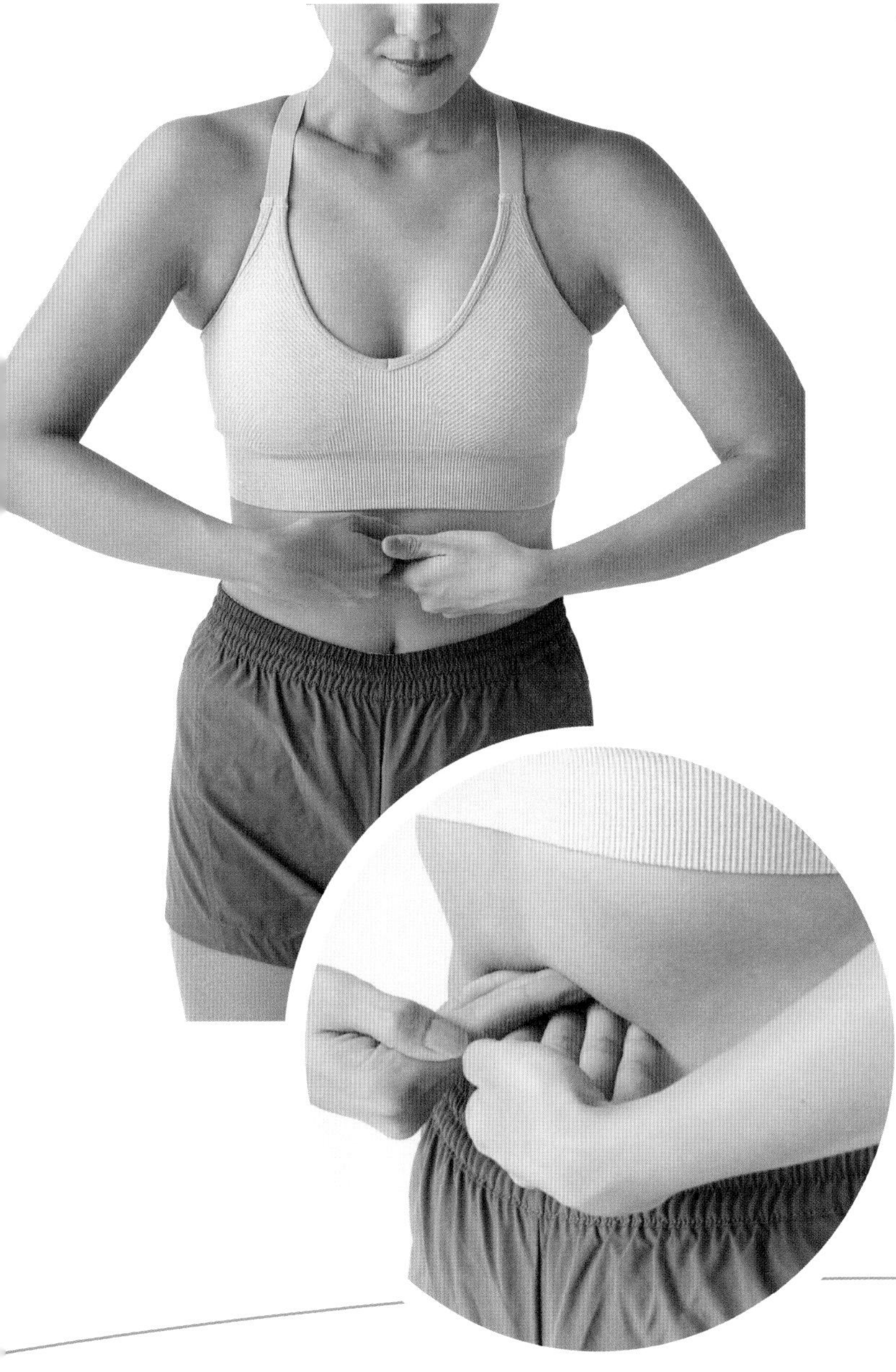

Lymph

「うるおいツボ」が深部リンパ渋滞を解消する

「うるおいツボ」は、すべてお腹にあります。

ツボは神経などで内臓とつながっており、その内臓が集まった「ツボの総本山」とでも呼ぶべき部位が、お腹です。なかでも、うるおわせ筋への効果が最も高かったのが、おへその近くにある「神経リンパ反射点」というツボでした。これは、筋肉の強度を触診するアプライド・キネシオロジーの研究で名高いアメリカの医学博士が発見したツボで、おもな効果は「特定の組織から汚れたリンパを排出させる」ことです。

研究者たちが一つひとつのツボを刺激しては体がどう変化したかのデータを収集する過程で、特定の臓器や筋肉に生じたリンパの詰まり解消の効果が飛び抜けて高かったのが「神経リンパ反射点」でした。

わずか15秒から30秒で汚れたリンパを排出する効果があらわれるため、

リンパの詰まりは脳が解消してくれる

交通事故の後遺症で弱った筋肉のリハビリや内臓由来の重い不調を抱えた人の治療など、医療の現場で活用されています。これを施術に使うなかで、より効果の高い位置や刺激法を模索し、たどり着いたのが「うるおいツボ揺らし」です。**首や肩に生じた凝りや痛みはもちろん、筋肉、神経、リンパ、さらには内臓を含む全身機能を整えて不調知らずの体をつくることすら可能な夢のようなスポットと言えるでしょう。**

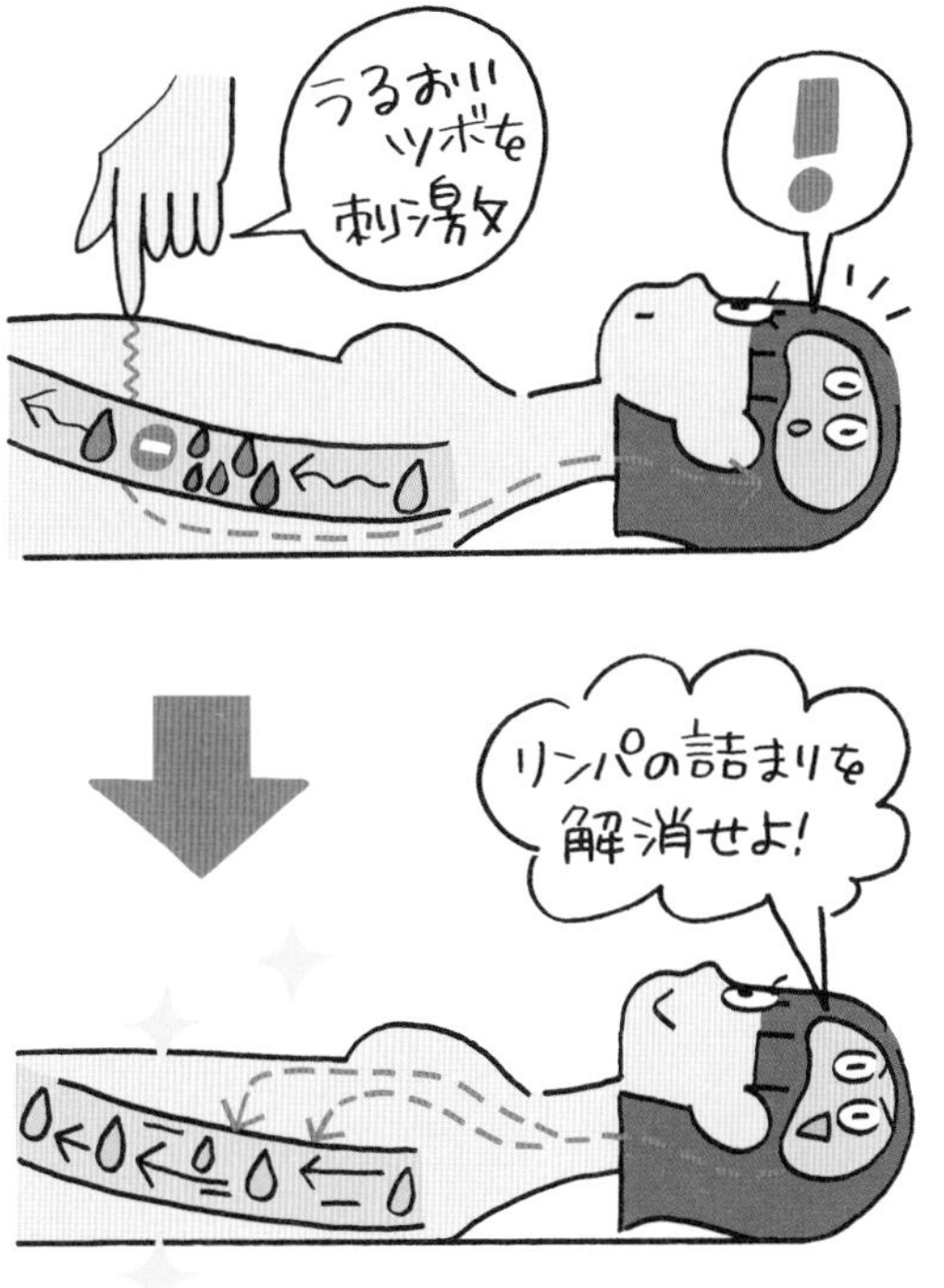
うるおいツボを刺激
!
リンパの詰まりを解消せよ!

うるおいツボを刺激すると、脳から「リンパの詰まりを解消せよ」という指令が発せられる。そして、その30秒後にはドロドロに詰まっていたリンパが流れ出す

全身が強力にうるおってやせるしくみ

じつは「うるおいツボ」を刺激することで活性化する「うるおわせ筋」には、全身のめぐりを強力に高める機能が備わっています。

首のうるおわせ筋には、重たい頭の位置を安定させることで全身の血流を悪くする姿勢の乱れを抑える効果があり、胸のうるおわせ筋には胸郭の動きをよくして呼吸を補助する効果があることを確認できました。これは筋肉単体のポンプ効果に加え、息を吸って吐く「呼吸のポンプ作用」を活用できるということです。そして、お腹のうるおわせ筋がよく動くと内臓の働きがよくなり、腸の蠕動《ぜんどう》運動で体内のめぐりがよくなる「腸のポンプ作用」も強化されます。

つまり呼吸と腸の2つのポンプの力で、全身が強力にうるおうわけです。

このリンパのめぐりは、しばらく眠っていた体内の動きなので、食事量や内容はそのままで運動量も増やさなかったとしても、代謝が上がるぶん自然に脂肪が落ちていく体になります。

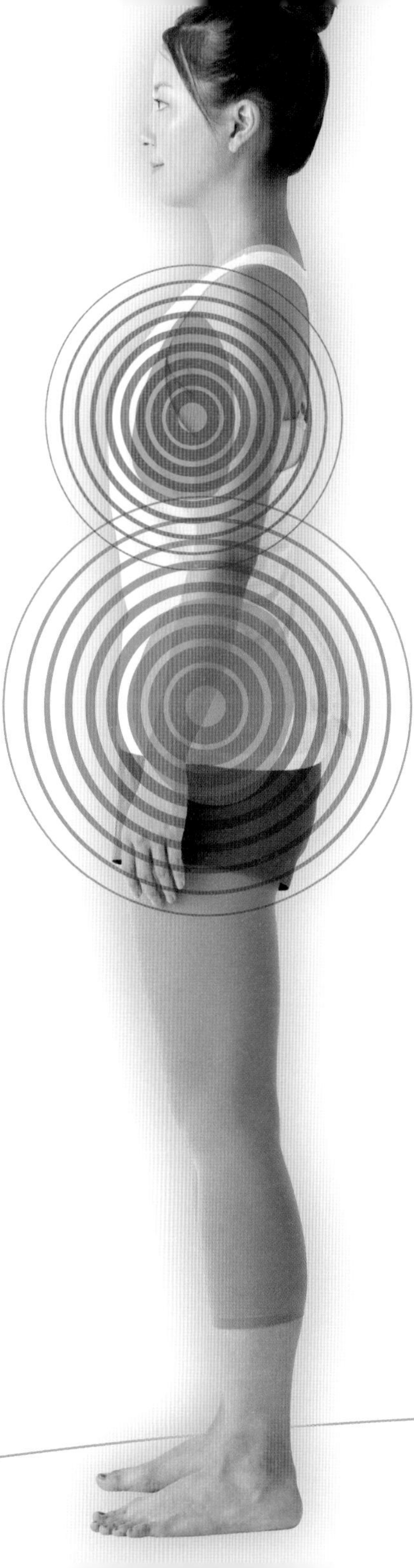

呼吸のポンプ作用と腸のポンプ作用

筋肉の伸び縮みはリンパの流れを促すが、
胸郭が膨らんで縮む動きや
腸の蠕動運動には、
その流れをさらに加速させる効果がある

効果

1

うるおいツボを刺激すると痛みやだるさがみるみる消える

肩や首、太もも裏側などが、だるかったり凝っていたりするなら、指で強めに押してみてください。もし板のように硬く、同じ力でほかの部位を押したときより痛むなら、その筋肉からリンパのうるおいが失われている証拠です。血液やリンパがたっぷり含まれた筋肉はみずみずしくやわらかいのですが、筋肉からうるおいが失われると発痛物質が集まって硬くなり、だるさや痛みを呼びます。**「たっぷり寝ても朝から体がだる重い」としたら、リンパの詰まりを疑いましょう。**

うるおいの失われた筋肉はカピカピに乾いた輪ゴムと似ており、硬くなってうまく伸び縮みできません。この状態を専門的には「筋スパズム」と呼びますが、要は「リンパを失って硬くなり、伸びも縮みも充分にできない干物のような状態」だと思ってください。

うるおいツボを刺激すると、詰まっていた汚水化リンパがドバッと排出され、新鮮なリンパが乾いた部分にみるみる流れ込みます。そうすると筋肉は弾力を取り戻して、痛みやだるさが解消されるように。早ければ、その場で実感できるほど高い効果が得られます。

リンパが詰まると筋肉は硬く縮む

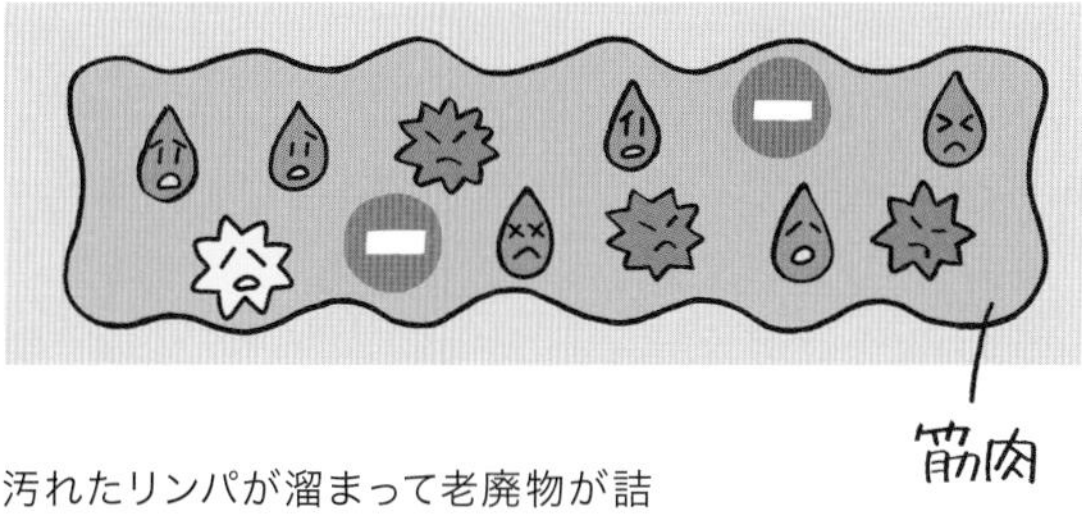

汚れたリンパが溜まって老廃物が詰まると、きれいなリンパが入り込めなくなり、うるおいを失って干物状態に

リンパの詰まりが解消するとうるおう

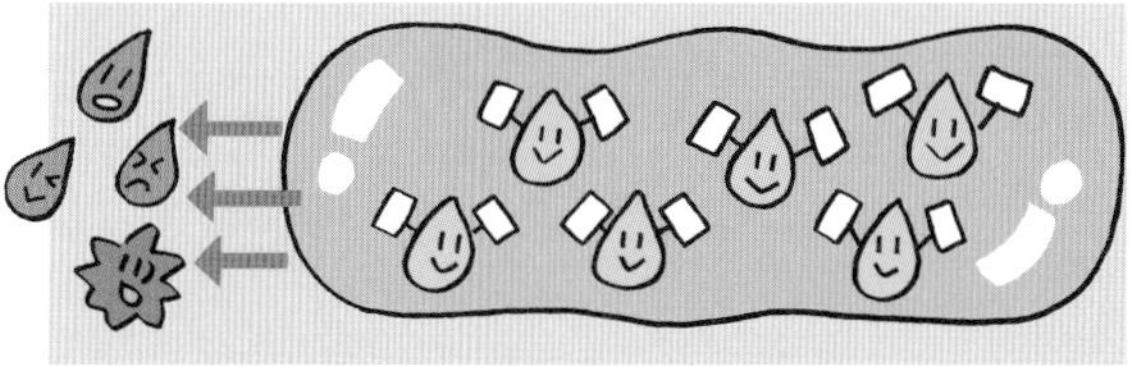

老廃物によるリンパの詰まりが解消されると、きれいなリンパが入り込んでうるおい、不調の元が押し出される

効果

2

うるおいツボを刺激すると

気になる部分がどんどん細くなる

先ほど申し上げた通り、うるおわせ筋に流入したリンパの出口には浄化槽や汚水処理場のように働く大きなリンパ節があります。この出口付近まで詰まると、不調もむくみも悪化するという流れです。顔や頭部に生じる不調やむくみが気になるなら、首のリンパ節をケアしましょう。

下腹が気になる人は脚のつけ根のリンパ節が詰まっています。この「鼠《そ》径《けい》リンパ節」は、下半身から上がってくるリンパと、上半身から下がってくるリンパの集積所です。ここが詰まると汚水化したリンパが下腹に溜まっていき、太ももに溜まるとセルライトができます。これらが気になるなら、お腹のうるおわせ筋をケアしてリンパ節の詰まりを解消しましょう。

9割の女性が汚水化リンパでむくんでいることを考えると、詰まりさえ解消すれば、リンパを排出したぶん体重は落ちるし、部分やせも可能です。

4大リンパ節をしっかり機能させよう

うるおわせ筋のリンパが詰まると、
体内の強力な汚水処理場である
4大リンパ節の力を活かせない

4大リンパ節がどんな状態かを知ることは、健康・美容の最重要課題。うるおいツボはリンパの詰まり解消に効果絶大なので、溜まった汚水化リンパを排出して、顔、二の腕、下腹、太ももなどの気になる部分を細くしましょう。

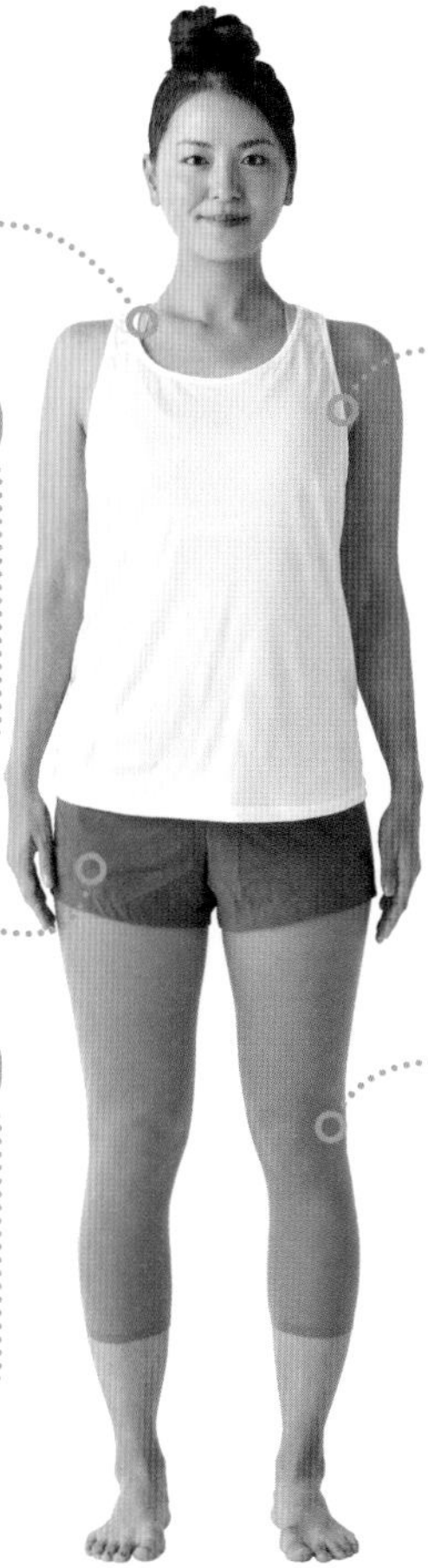

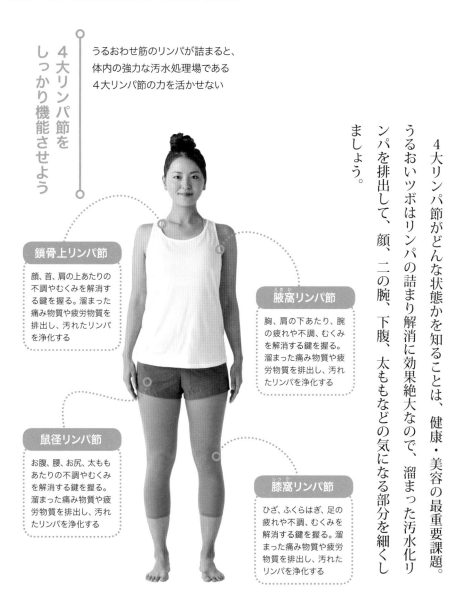

鎖骨上リンパ節

顔、首、肩の上あたりの不調やむくみを解消する鍵を握る。溜まった痛み物質や疲労物質を排出し、汚れたリンパを浄化する

腋窩《えきか》リンパ節

胸、肩の下あたり、腕の疲れや不調、むくみを解消する鍵を握る。溜まった痛み物質や疲労物質を排出し、汚れたリンパを浄化する

鼠径リンパ節

お腹、腰、お尻、太ももあたりの不調やむくみを解消する鍵を握る。溜まった痛み物質や疲労物質を排出し、汚れたリンパを浄化する

膝窩《しっか》リンパ節

ひざ、ふくらはぎ、足の疲れや不調、むくみを解消する鍵を握る。溜まった痛み物質や疲労物質を排出し、汚れたリンパを浄化する

やけに細くなる秘密は3つの効果にあり

むくみは、本来あるべきでない場所に汚れたリンパがあふれてできた水溜まりのようなものです。だから、うるおいツボを刺激し体からの「排水」がスムーズになったことで、数日で体重が2〜3キロ落ちた人も大勢いました。

しかも多くの人は数日待つまでもなく、その場で細くなる効果を実感しています。**トイレに行ったり汗をかいたりして「排水」する前に、気になる部分が細くなってスカートやベルトがゆるくなったという人が大多数なのです。**これは、むくみとして体の表面の厚みを増していた汚れたリンパがリンパ節に流れついて浄化され、本来あるべき場所に戻ったからです。

いきなり細くなるので驚かれやすいのですが、それくらいパサパサ状態だった筋肉が体内にあり、そこにうるおいが戻ったということです。

すぐに筋肉がうるおいを取り戻し、数日中に不要なリンパが排出されるという2つの効果に続いて起きるのが、代謝アップ効果での脂肪燃焼です。

この3つめの効果は、実感できるまでに数週間はかかるものの勝手にジワジワと進んでくれるのがうれしいところ。毎日うるおいツボを刺激するだけで得られる、すばらしいご褒美です。

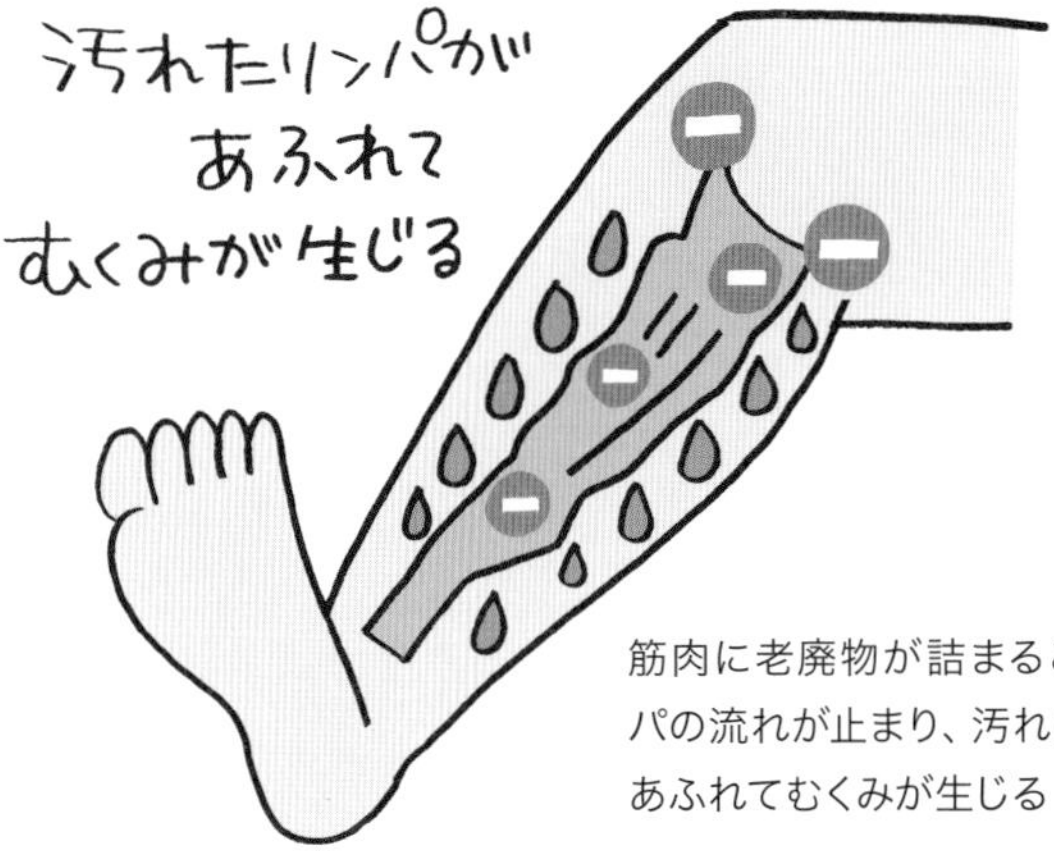
汚れたリンパが
あふれて
むくみが生じる
筋肉に老廃物が詰まることでリンパの流れが止まり、汚れたリンパがあふれてむくみが生じる

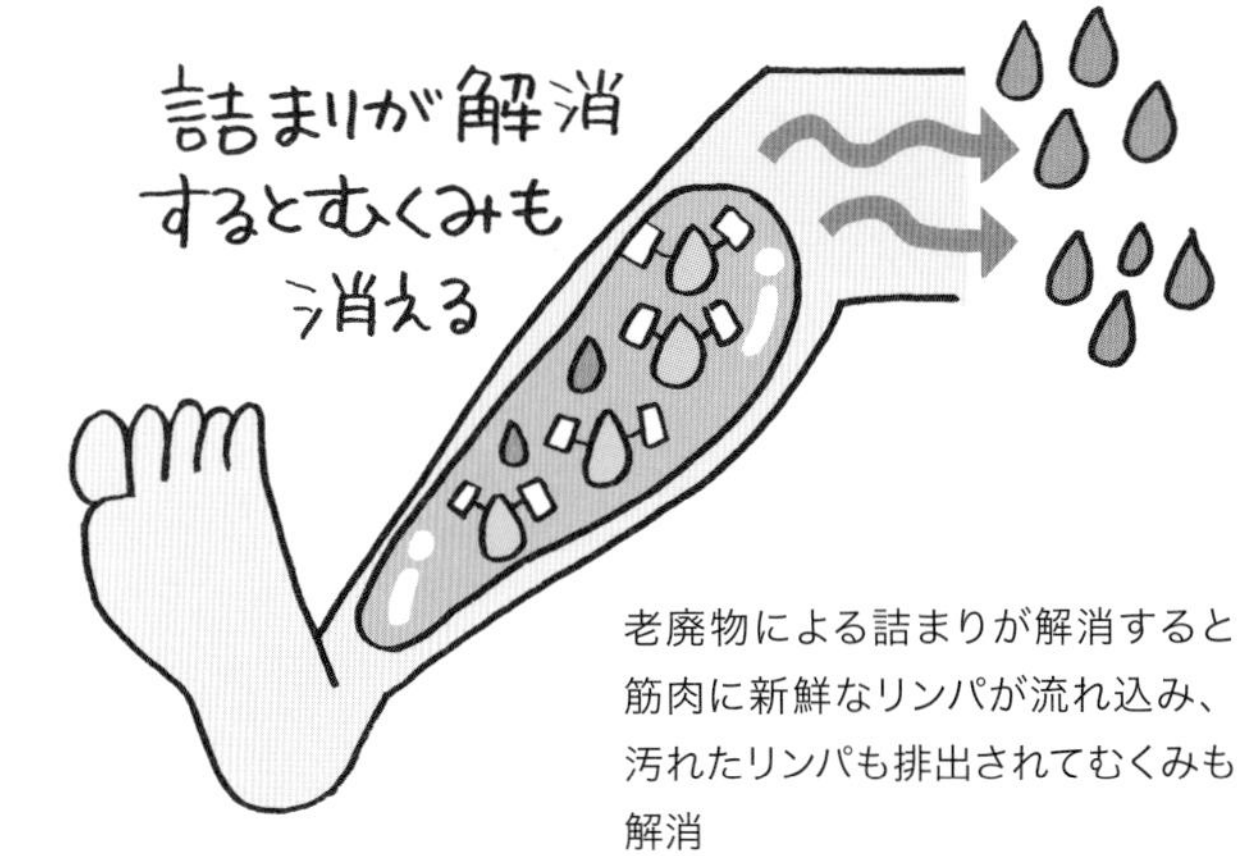
詰まりが解消
するとむくみも
消える
老廃物による詰まりが解消すると筋肉に新鮮なリンパが流れ込み、汚れたリンパも排出されてむくみも解消

効果

3

慢性疲労が抜けて体に力が湧く

うるおいツボを刺激すると

リンパを失って乾いた筋肉は筋力低下を起こします。

たとえば長く正座をすると、足がしびれたり、うまく力が入らなくなったりしますよね。これこそ筋肉が潰されてリンパや血液を失い、筋力が低下した状態です。リンパが運んでくれるはずの栄養素や酸素が届かず老廃物ばかり溜まることで、筋肉は力を発揮できなくなるわけです。

ただ、正座の例と大きく違うのは、栄養素や酸素が足りない期間の長さです。乾ききった筋肉は、もんでもさすっても元に戻らず筋力は低下したままに。特に全身がだるい場合はうるおわせ筋がパサパサなだけでなく、あちこちにうるおいを失った筋肉があるのかもしれません。これが慢性的な疲労を感じさせ体を動かす気力を奪うのですが、うるおいツボを刺激すると、リンパがめぐって体が抱えるすべての問題が改善され始めるため、元気やモチベーションまで取り戻せます。

どんな治療をしても治らなかった症状を抱える方が大勢救われたのは、力ずくで筋肉をやわらかくしたのではなく、内側からのリンパのうるおいで自然に筋肉がやわらかく「なった」からです。

柔軟性もパワーもうるおい次第だった

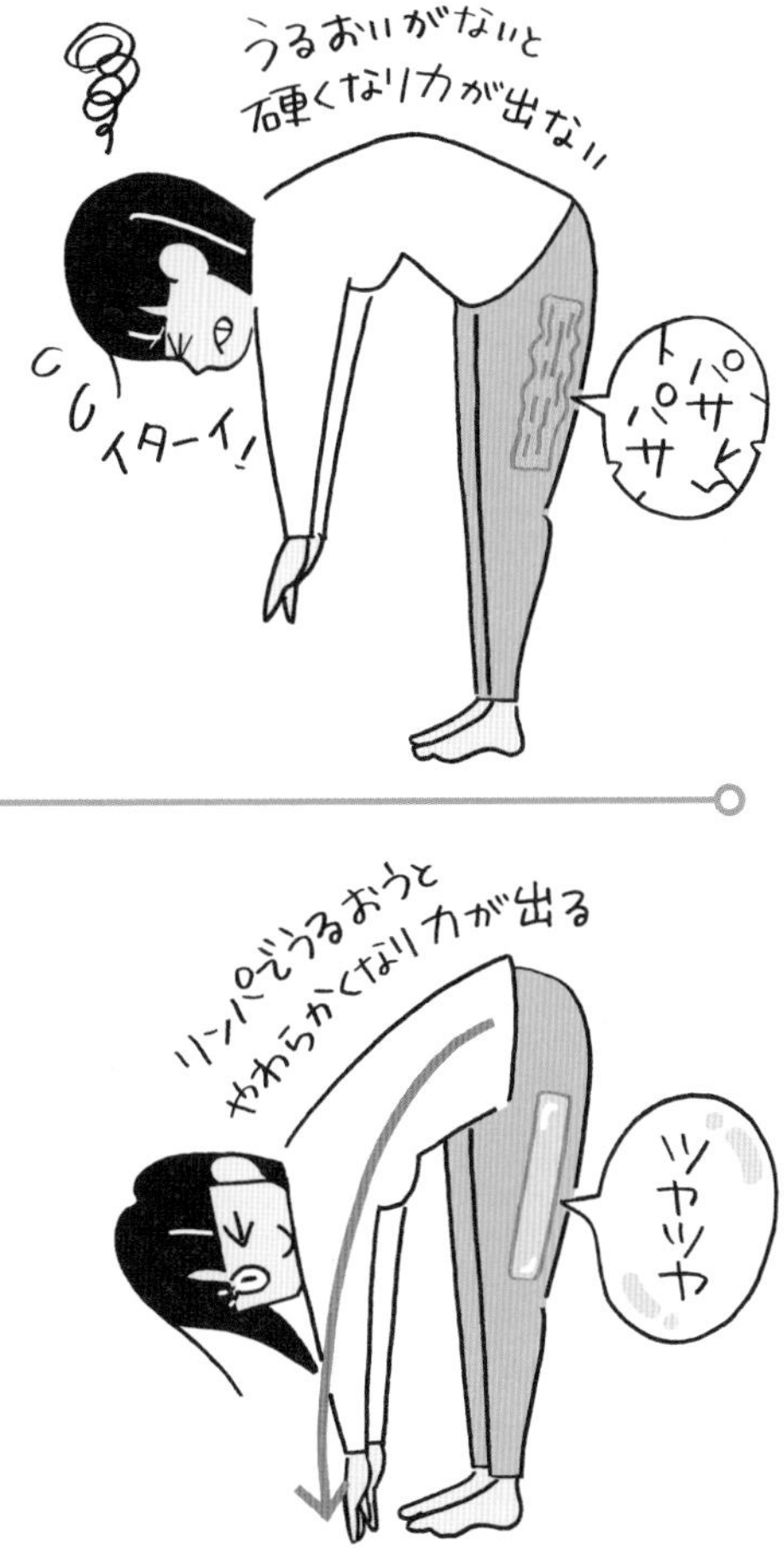

リンパが詰まると筋肉は硬くなり本来の力を発揮できなくなるが、
新鮮なリンパでうるおいを取り戻すと、柔軟性も力も取り戻せる

効果 4

ストレスが消えて深く眠れる

うるおいツボを刺激すると

理由もなく不安になったりイライラしたり、眠りが浅くなったように感じたりすることはありませんか。これもリンパのめぐりが悪くなったことで起きる症状の一つです。

体内のリンパのめぐりが悪い状態は、体にとってはかなりのストレスです。たとえば血液の流れが悪くなると、血の気が失せるような見た目の変化もあらわれて冷えを感じますし、もし脳の血流が5分止まると脳細胞が壊死《えし》を始めます。リンパの場合、すぐに命の危機には陥りませんが、つねに体内で警告が発せられているようなもの。四六時中サイレンが鳴っているようなものですから、不安やイライラで睡眠も浅くなりがちです。

うるおいツボを刺激すると、すぐに深部リンパ渋滞が解消され始めるため「リンパのめぐりが悪い」ことによるストレスがすべて軽減されます。

汚れたリンパの浄化には ストレス軽減効果が

これまで感じていた重苦しさやイライラが嘘のように消えた、という方も大勢いらっしゃいました。もちろん「リンパのめぐりが悪い！」という体内での警告を減らせたぶん、体へのストレスが減って眠りも深くなります。うるおいツボの刺激は、仕事や家事・育児などに追われて、無力感に襲われたりイライラが募ったりしたときや、寝る前などにもおすすめです。

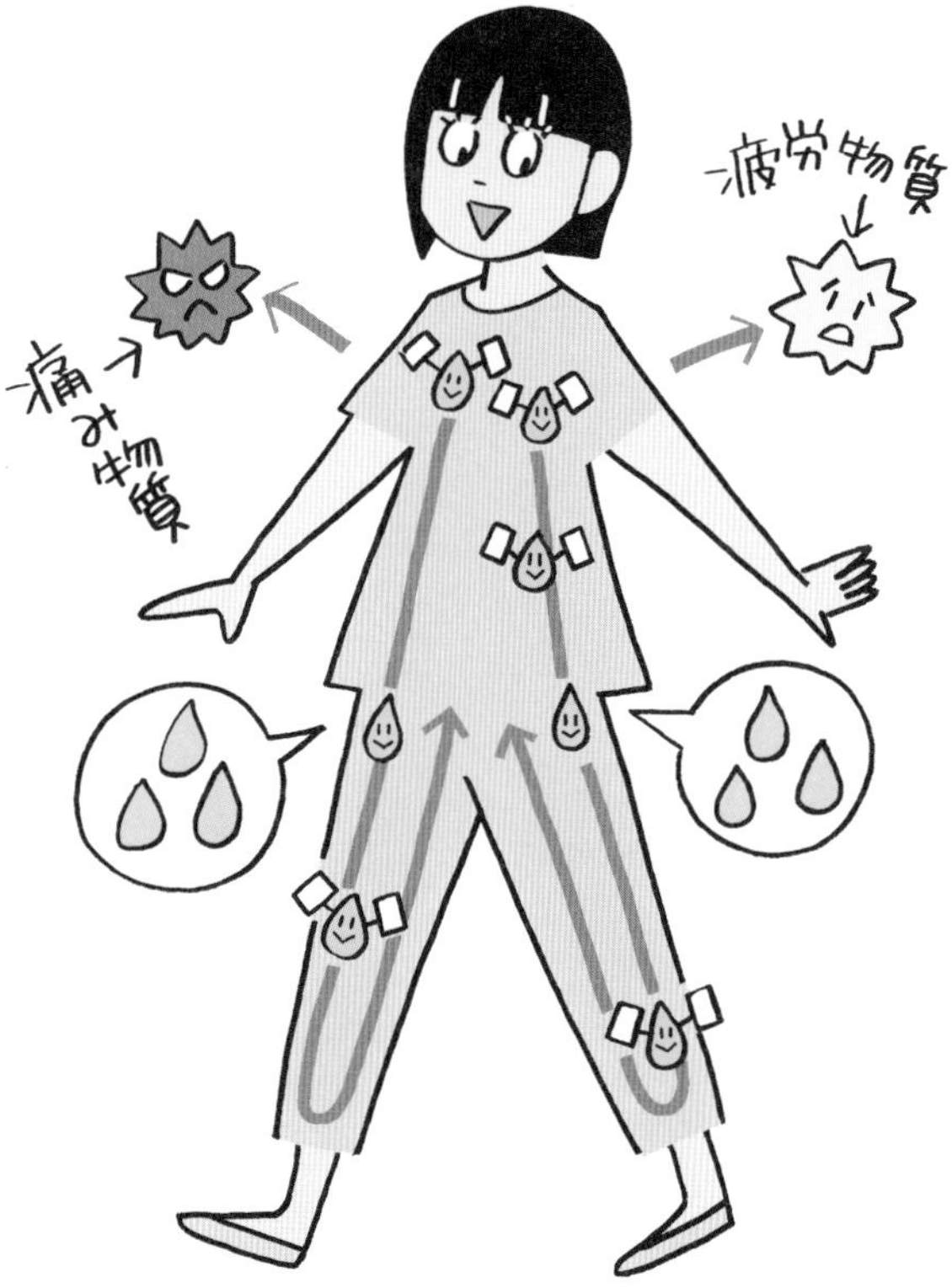

汚れたリンパに含まれる痛み物質や疲労物質が
リンパ節で浄化されると、つねにさらされていたストレスが消え、
精神的にも楽になる

効果

5

うるおいツボを刺激すると
いつのまにか美姿勢になる

リンパが滞る原因は体をよく動かさないことにあり、リンパが詰まる最大の原因は「長時間のよくない姿勢」です。でも意識して「いい姿勢」を保とうとすると、つらいですよね。

ここにも、うるおわせ筋が関係しています。うるおわせ筋は体を支える支柱でもあるため、これらの筋肉が元気なら体をシャンと立ててくれます。しかし、うるおわせ筋が縮んで硬くなると姿勢がくずれ、頭の重みや腕の重みが背骨や骨盤にのしかかるため、どの関節もズレた位置に縛りつけられていきます。つまりリンパのめぐりだけでなく姿勢まで「うるおわせ筋」次第だったのです。

姿勢を左右する筋肉は「姿勢筋」「抗重力筋」などと呼ばれ、最新の医学研究だけでなくアスリートからも注目されています。なかでも最も姿勢に影響するのが、うるおわせ筋です。うるおいツボを刺激すると、硬く縮んでいたうるおわせ筋に新鮮なリンパが流れ込み、元気な状態に。つまり体を支える筋肉が力を取り戻していくということです。

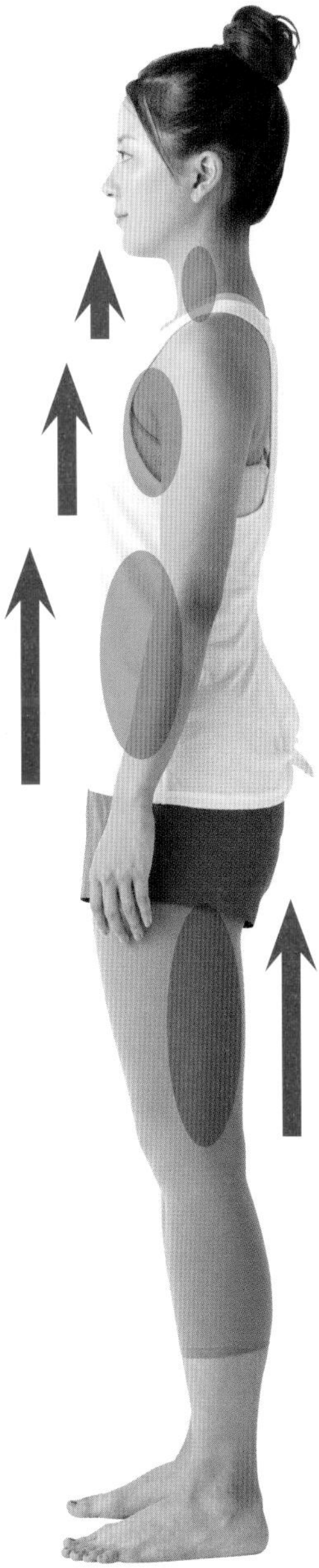

うるおわせ筋が姿勢をシャンと正す

うるおわせ筋が硬く縮むことで姿勢はくずれてしまうが、うるおって伸びると姿勢をよくしてくれる

ストレッチをしても体が硬いままの理由

筋肉からうるおいが失われると、ケガのリスクも高まります。

ストレッチや軽い運動には、体をほぐして血流を上げる効果がありますが、筋肉がリンパ不足で古びたゴムのような状態だと、ほぐれません。また、強くもんだり押したりすると「プチッ」と切れてしまうことも。ストレッチ後に痛みを感じたり、マッサージの後にもみ返しが起きたりするとしたら、これが原因です。

筋肉や関節がリンパ不足のままで重いものを持ったり無理やり伸ばしたりすると、脳は「攻撃された」と判断します。これが体の「防御反応」を引き出し、筋肉は硬くなる一方に。筋肉にうるおいを取り戻してからでないと、よかれと思って行ったマッサージやストレッチ、軽い運動が体を痛める要因になるので、ご注意ください。

第3章

やってみよう！
1分うるおいツボ揺らし

Lymph

しつこいリンパの詰まりを解消！「うるおいツボ揺らし」

ツボは、ほぼ例外なく「神経が集まった交差点」のようなものです。神経は脳とつながっているので、ツボは言わば「脳への連絡ボタン」。**ツボ（神経が集まった部分）を刺激することで脳に体の状態を気づかせ「治せ」という指令を出させるわけです。**そのやり方として、ツボを押したままリズムよく手を揺らす方法が最も効率がいいということを、多くの回復例を見るなかで確信しました。

たとえば友人宅を訪問し、インターホンを押しても返答がない場合どうしますか。ボタンを思いきり強く押しはしないですよね。どんなに強く押しても、鳴るのは1回。「ピンポン、ピンポン、ピンポーン」などと何度も押したほうが圧倒的に気づかれやすいはずです。ツボも同じで、脳に気づかせるには神経を刺激する回数が必要なのです。

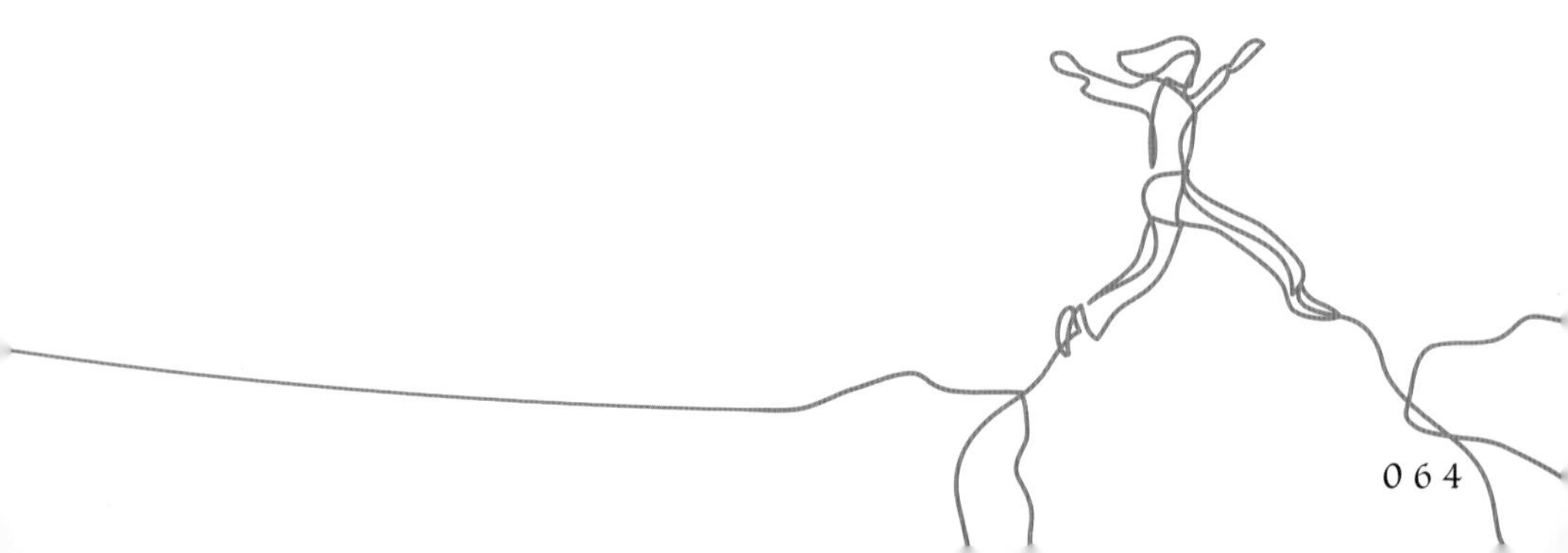

うるおいツボを押したまま手を揺らしたときの振動は、神経だけでなく筋肉や内臓にも伝わります。それが直接的に筋肉や内臓を活性化させることも、即効性と高い効果が得られる理由の一つです。

ツボを指で押したまま手を揺らすとズレにくい

ツボ刺激の回数は重要だが、押したり離したりを繰り返すと、せっかく探り当てたツボ位置から指がズレてしまう

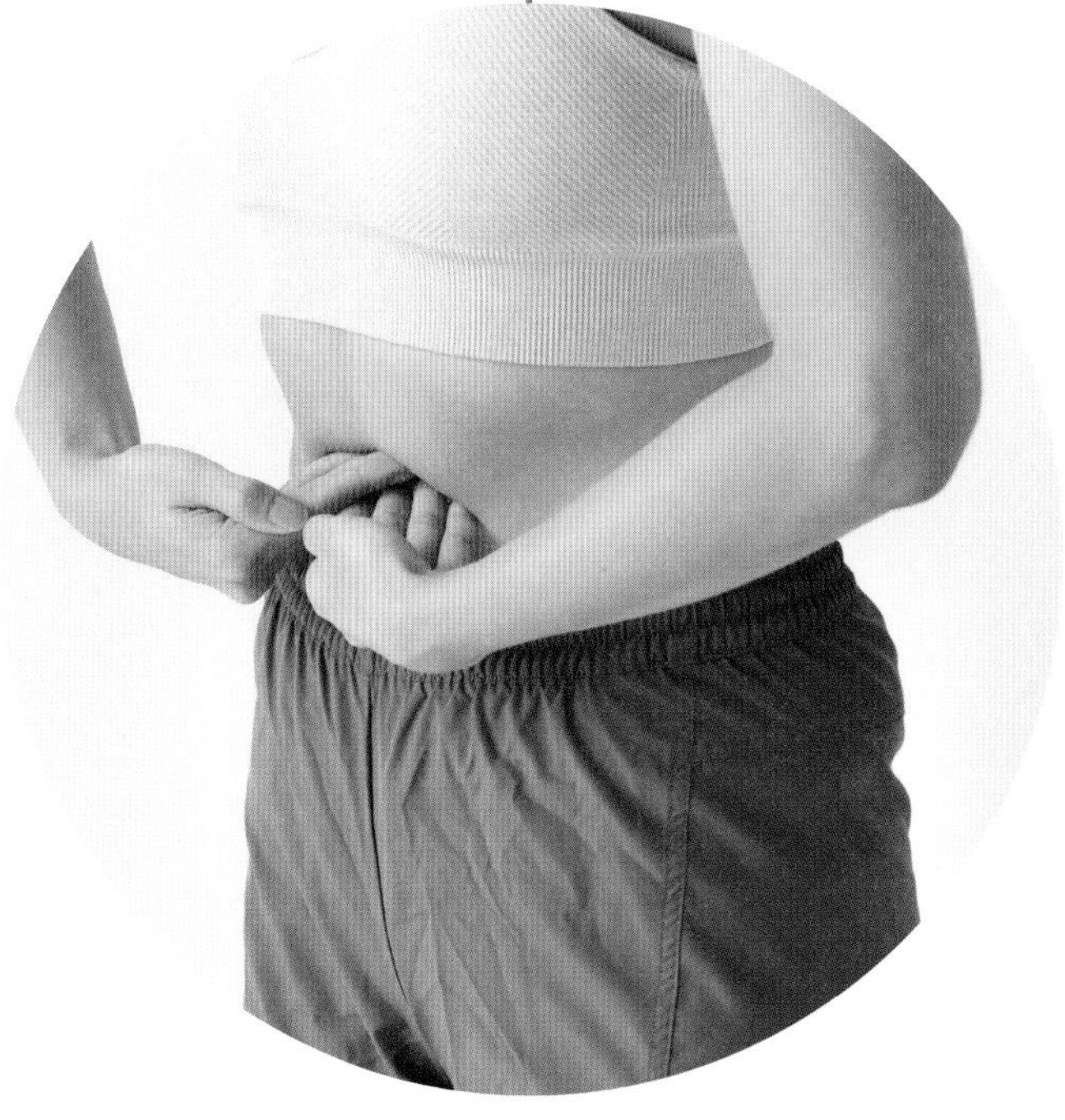

うるおいツボを押す強さは？

うるおいツボ揺らしの説明をするときに、よく質問されるのが押す強さです。一般的には「痛気持ちいい」「体の奥に響く」といった表現をされますが、感覚的なので、慣れていない人にはわかりにくいのかもしれません。**うるおいツボの場合は、厳密に「この強さ」というものはなく、大切なのは硬さや抵抗感のある深さまで指を押し込むことです。**我慢できないほど痛かったり何も感じなかったりすると、最大の効果は得られないので、ご注意ください。

押したときにかなり痛む場合は、力を入れすぎかもしれません。まず手や腕の「力で押す」のではなく「手の重みをツボに乗せる」ようにしてみましょう。それでも痛むとしたら、そのツボとつながりのある臓器や筋肉が相当弱っているということ。**痛みが強いほど体は弱っていると思ってください。痛いからとやめてしまうと脳から「治せ」という指令が出ないので、少し圧を軽くしてみましょう。続けるうちに痛みはなくなります。**

何も感じないとしたら、位置がズレているか圧が弱すぎるかが考えられます。５キロはある両腕でツボにズーンと圧をかけるイメージで、圧迫感がある位置を探りましょう。

指を差し込む

骨に守られていないお腹は筋肉や脂肪でしっかりと覆われているため、神経の交差点であるツボを刺激するには指を押し込む必要がある

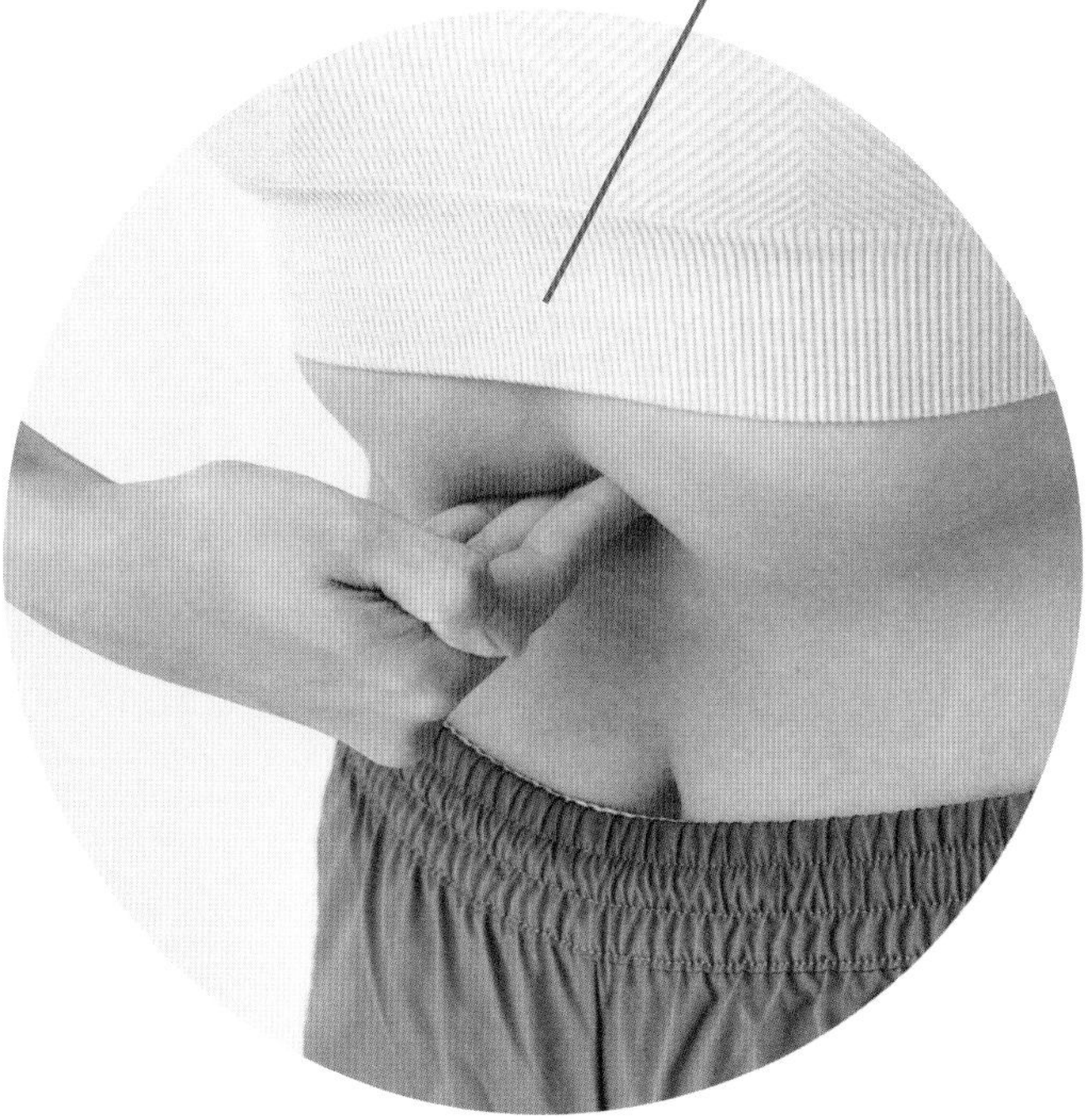

まとめて刺激すると効果は激減

めんどうだからと同時に多くのツボを刺激する人もいますが、
これでは充分な効果は得られません。
同時に何人かに話しかけられると混乱するように、
ツボを同時に何か所も刺激されると、脳はどこに「治せ」という指令を出していいかわからなくなるからです。

Lymph

リンパがめぐって一気にうるおう！「うるおわせ筋ストレッチ」

キッチンの排水口に生じた詰まりを解消したら、水を流してしっかり洗ったほうが、その後も汚れが溜まりにくくなりますよね。

体も同じように、リンパの詰まりを解消した直後にリンパをしっかり流したほうが、リンパの通り道がきれいになって体もよくうるおいます。しかも、その効果がグーンと長持ちするのです。もちろん、汚水状態で体内に溜まっていたリンパの排出にもプラスの効果があります。そのしくみは以下の通りです。

リンパの詰まりを解消させたうるおわせ筋を、集中的に何度も伸び縮みさせると、出口を失って溜まっていた汚水化リンパが、老廃物とともに押し出されてリンパ節へと流れ始めます。この流れに、腕や脚、頭を振る動きで生じる血流と遠心力が、強烈な勢いをもたらしてくれるのです。

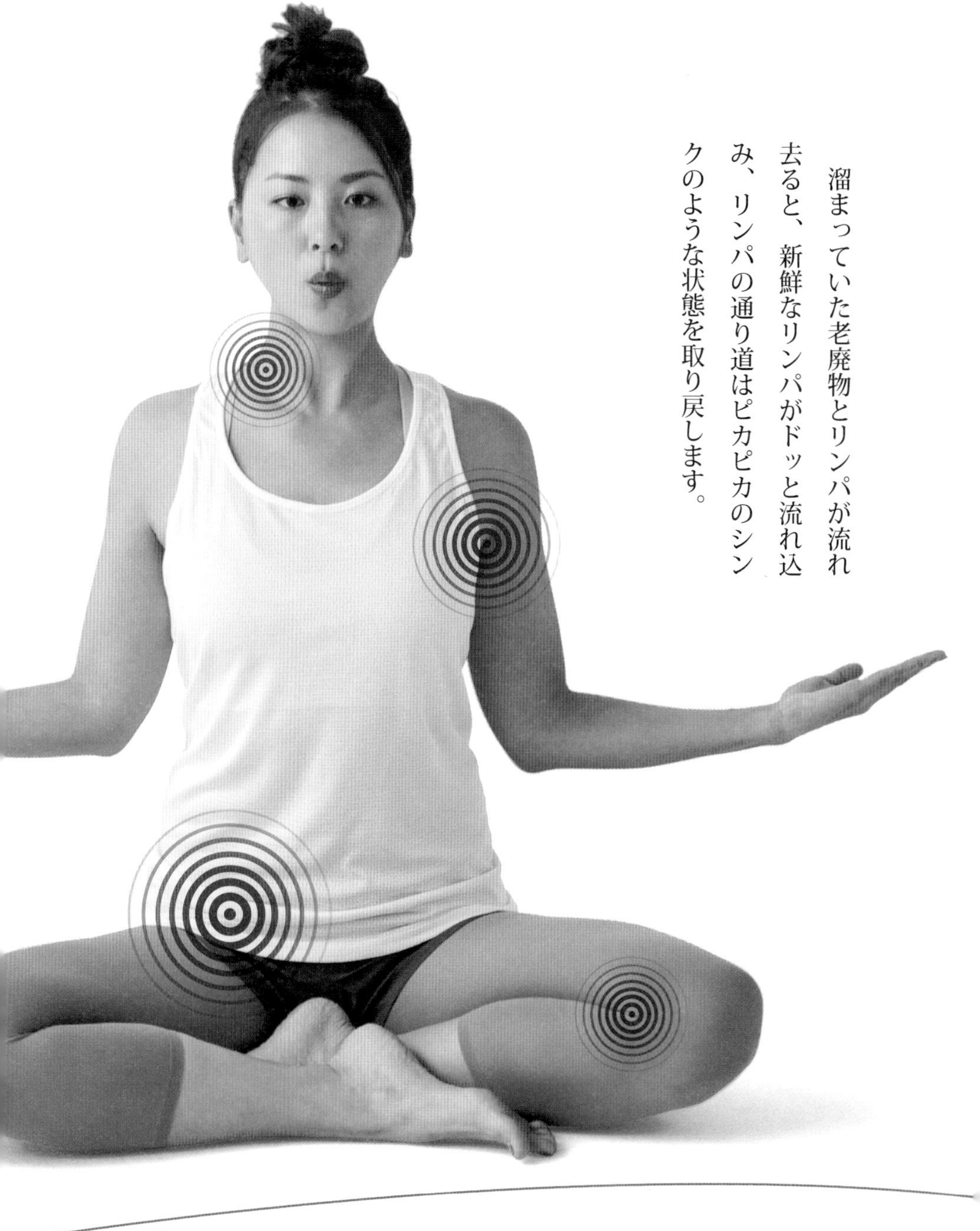

溜まっていた老廃物とリンパが流れ去ると、新鮮なリンパがドッと流れ込み、リンパの通り道はピカピカのシンクのような状態を取り戻します。

Lymph

すべての効果を最大化する！「ホの呼吸」

ツボを押したまま手を揺らすときに、体に力を込めて頑張ってしまうと効果は半減します。力むと神経への刺激がうまく伝わらないだけでなく、体がこわばって呼吸が浅くなるぶん交感神経優位になり、リンパのめぐりや血流が悪化するからです。実際「押し揺らす」が成功しなかった人の多くは、息を止めて力を込めていました。

ほかに特に力みやすい部位と言えば、あごとお腹です。「歯を食いしばる」「腹を立てる」などの表現があるように、どちらもつい力が入りがちですが、これらを簡単に解消するのが「ホ」の呼吸法です。

やり方は「ホ」の音を出して息を吐くだけ。これを、ツボを押したまま手を揺らす動きに合わせて「ホッ・ホッ・ホッ……」と繰り返すと力めなくなります。**「ホ」の呼吸を繰り**

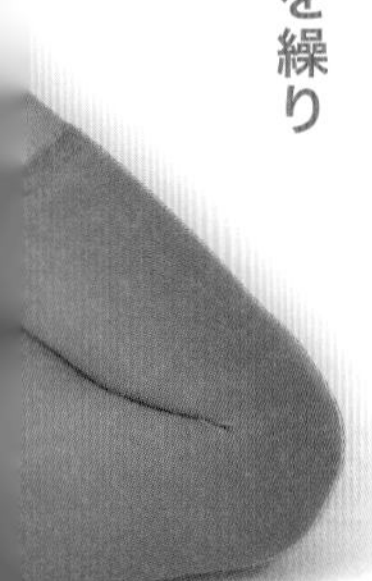

ホッ・ホッ・ホッ……

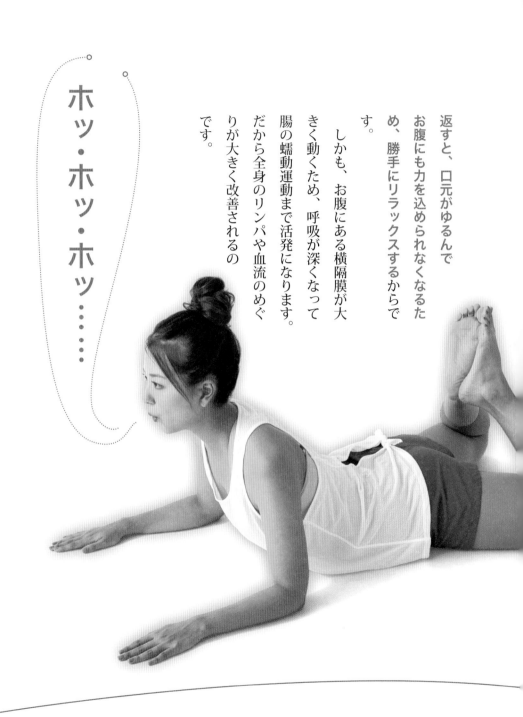

返すと、口元がゆるんでお腹にも力を込められなくなるため、勝手にリラックスするからです。

しかも、お腹にある横隔膜が大きく動くため、呼吸が深くなって腸の蠕動運動まで活発になります。だから全身のリンパや血流のめぐりが大きく改善されるのです。

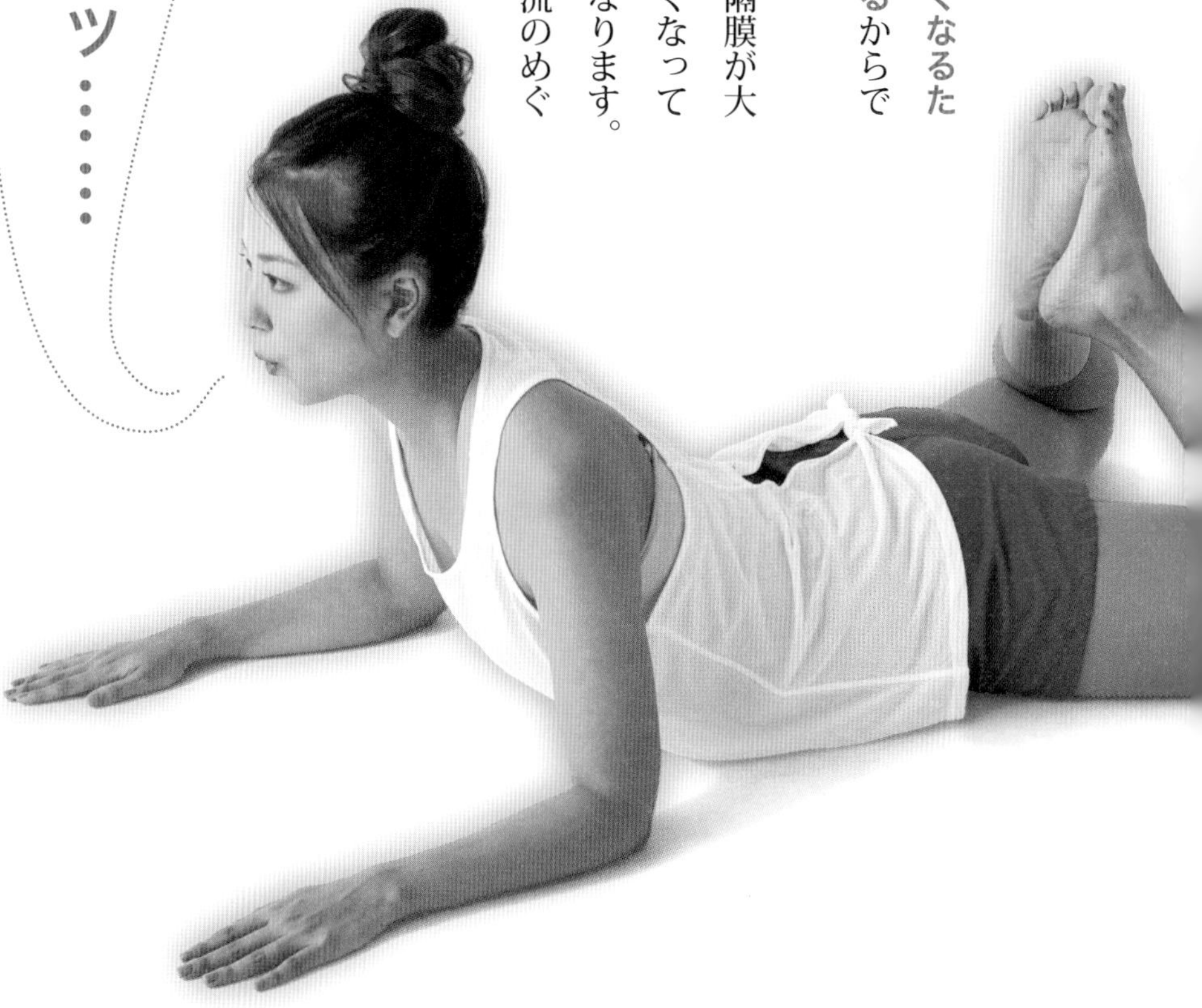

うるおいツボ揺らしの効果を最大化するコツ

うるおいツボ揺らしは、5つの1分でできる種目で構成しました。全部行うと効果が「かけ算」で大きくなるつくりなので、通しで行ったほうが効果的です。もちろん「今日は特につらいところだけ」「ここのむくみを解消したい」など、どれか一つだけ実践しても問題ありません。時間がなければ「全身のケア」だけでも体の回復力は急激に上がるので、まずは寝る前の習慣にしてみては。どんな症状に有効かも種目ごとに解説したので、いまの体調に合うものを選んでください。

少しずつでも毎日続けられたら、体から老廃物がどんどん排出され体内が活性化します。この効果は、心身に余裕を感じられることで実感できるはずです。

【効果を高める5つのポイント】

❶—先に「うるおいツボ」を刺激する

うるおいツボで、うるおい筋の詰まりを解消してからストレッチ刺激を入れると、筋肉は素直に反応し最大の効果が得られる

❷—リラックス重視

押す圧が弱かったり、強く押しすぎたりすると効果が落ちる。心地よさや圧迫感がある程度に刺激して

❸—「ホ」の呼吸

「ホッ・ホッ・ホッ……」という呼吸にリズムを合わせてツボ刺激やストレッチを行うと、効果がさらに強化される。お腹の筋肉がよく動くため血流や代謝もアップする

❹—伸び縮みを感じる

うるおわせ筋ストレッチでは、対象の筋肉が伸び縮みする感覚に注目してみて。うまくできているか不安になっても「伸び縮み感」があれば大丈夫

❺—リズムがよくなる「擬音語」

ツボ揺らしは「ゆっさゆっさ」と縦に揺らすイメージ、ストレッチは腕や脚などを軽く放り出すようなイメージで脱力して行えば自然とリズムもよくなり、効果もアップ！

1分で全身が変わる

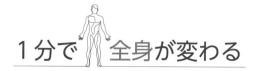

全身うるおいツボ揺らし

《《《 効果 》》》

痛みや凝り、不調、疲労に効く。
内臓の不具合や睡眠の問題にも効果が。
全身のむくみや代謝アップ、お腹のくびれづくりにも

1

全身

うるおわせ筋すべての詰まりを解消し、リンパを流すポンプ機能を復活させる。姿勢を支える力を取り戻す

全身うるおいツボ刺激

へその下、指5本目のところ（へそには指を当てない）に中指を重ねて当て、少し抵抗感がある深さまで押す。そのまま20回、手を上下させてほぐす。「ホ」の呼吸に合わせて行う

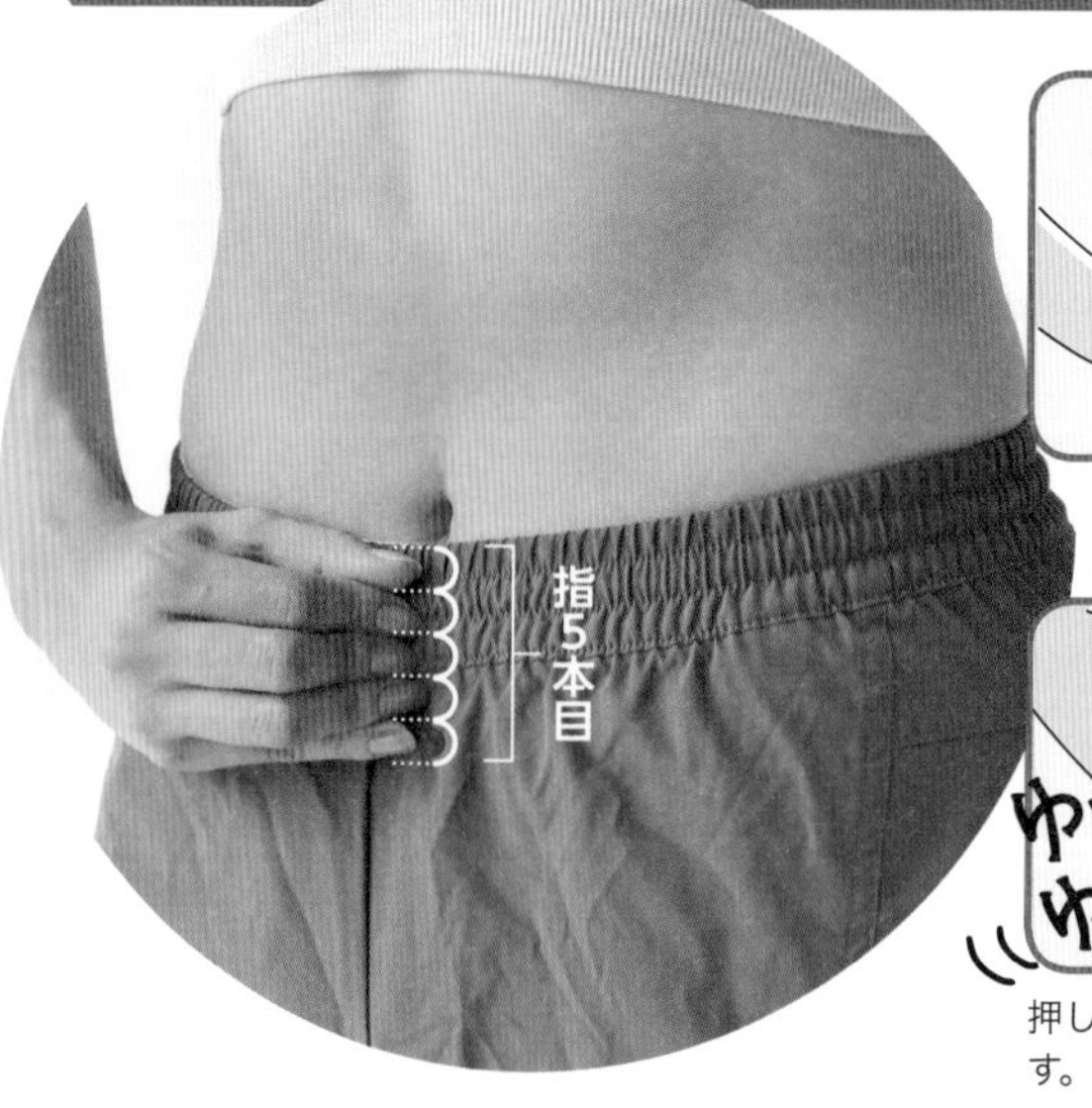

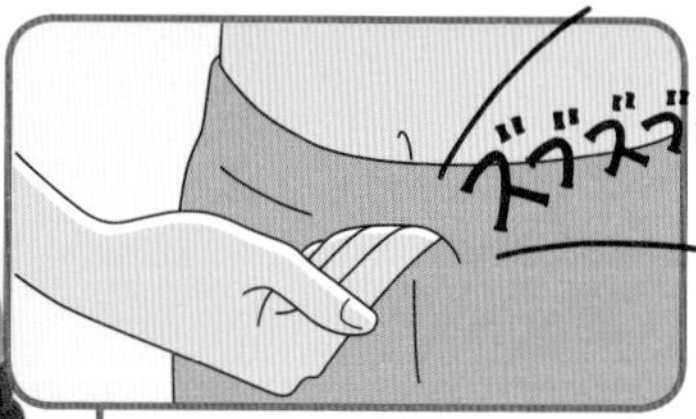

うるおいツボに指を当てたら、しっかりと指を押し込む

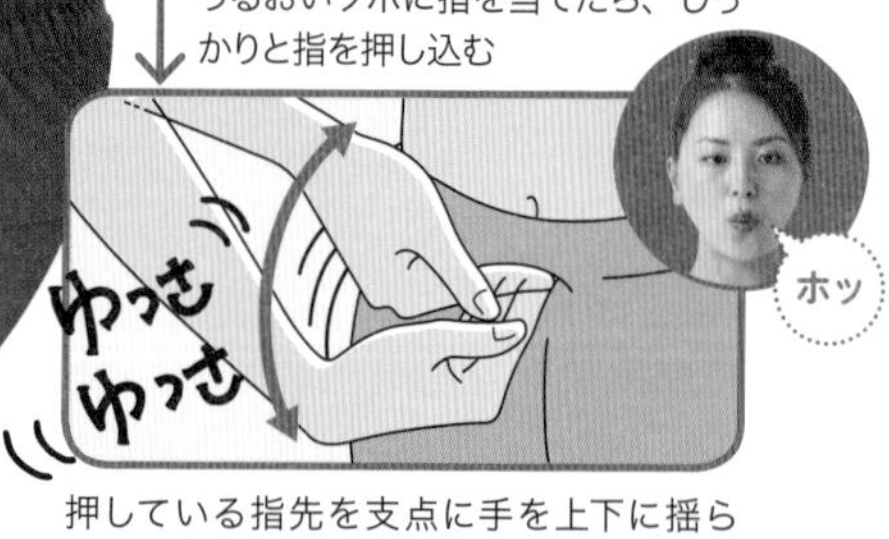

押している指先を支点に手を上下に揺らす。「ホ」の呼吸に合わせて行う

2 うるおわせ筋まとめてストレッチ

仰向けになり、ひざを立てる。
手のひらを天井に向けてひじを曲げ、肩の高さあたりに移動

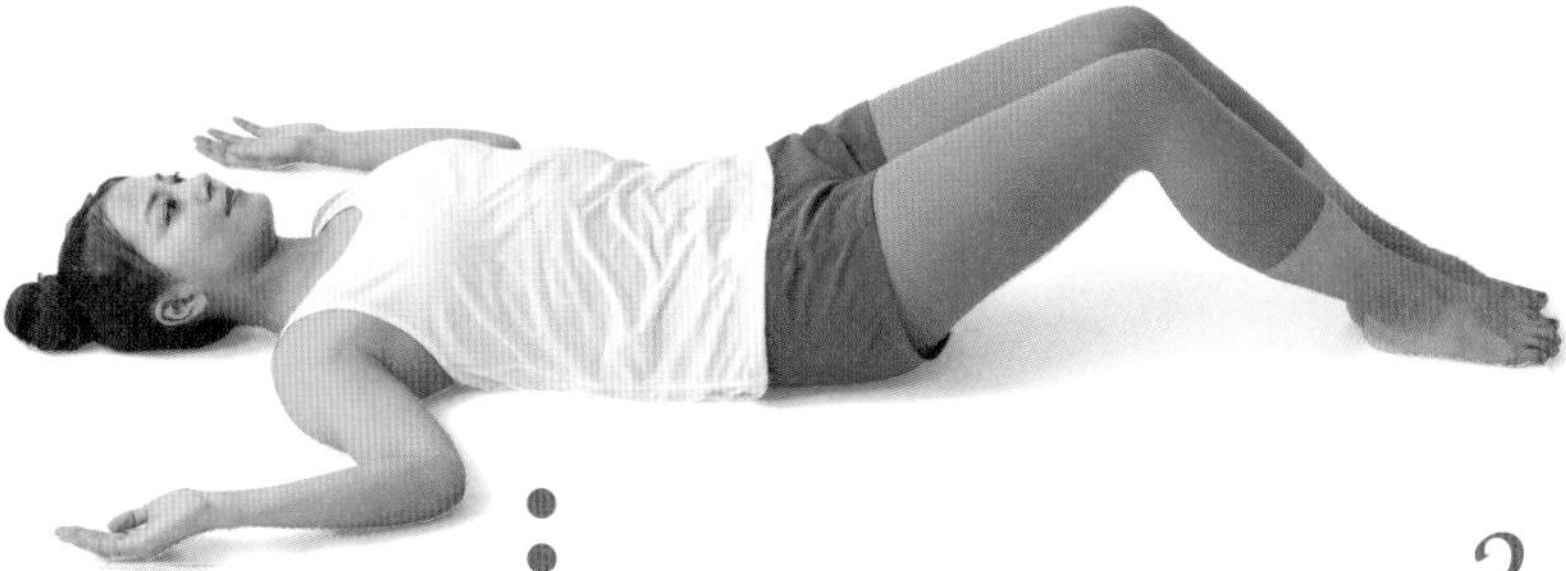

両ひざを左側に倒し、
顔は右向きにしつつ「ホッ」と息を吐く

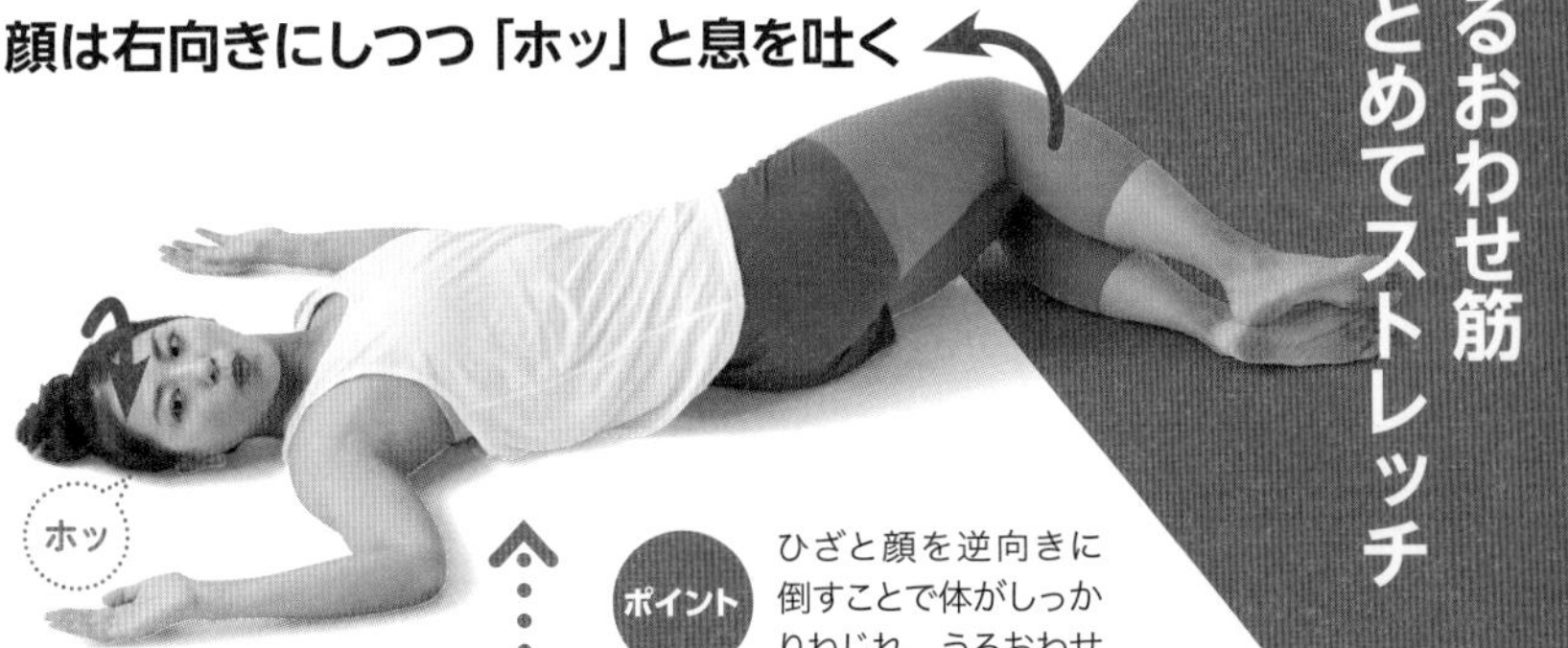

ポイント ひざと顔を逆向きに倒すことで体がしっかりねじれ、うるおわせ筋を伸び縮みさせられる

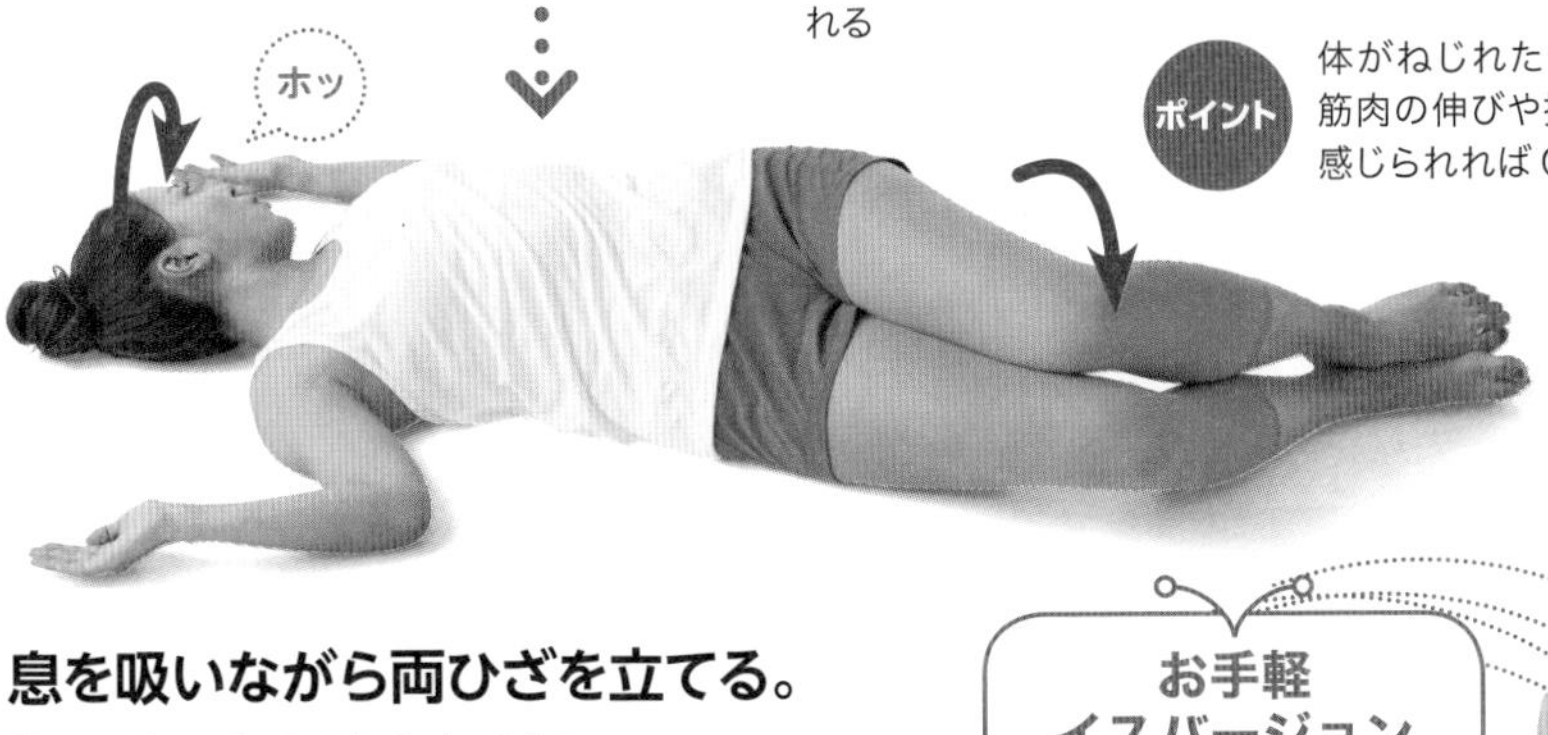

ポイント 体がねじれたときに筋肉の伸びや揺れを感じられればOK

息を吸いながら両ひざを立てる。
「ホッ」と息を吐きながら
両ひざを右側に倒し、顔も左向きに。
左右の動きを20回繰り返す

お手軽イスバージョン

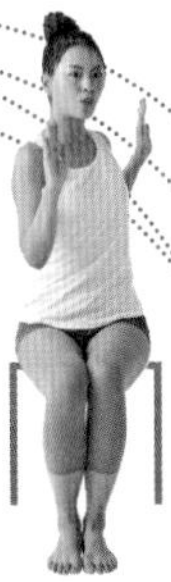

イスに腰掛けて手のひらを正面に向け、ひじを曲げて肩の左右あたりにすえる。「ホッ」と吐く息に合わせて上体を左右にひねる。20往復行う

1分で首のうるおわせ筋に効く

うるおいツボ揺らし

《《《 効果 》》》

首こり、頭痛、浅い睡眠、ストレートネック、胃の不調を改善。
顔のむくみ、たるみ、二重あご、疲れ顔、
くま、しわ、肌荒れなどにも

1

首

首にあるうるおわせ筋の詰まりを解消し、リンパを流すポンプ機能を復活させる。頭をしっかり支える力を取り戻す

首のうるおいツボ刺激

へその上、指4本目のところ(へそには指を当てない)に中指を重ねて当て、少し抵抗感がある深さまで押す。そのまま20回、手を上下させてほぐす。「ホ」の呼吸に合わせて行う

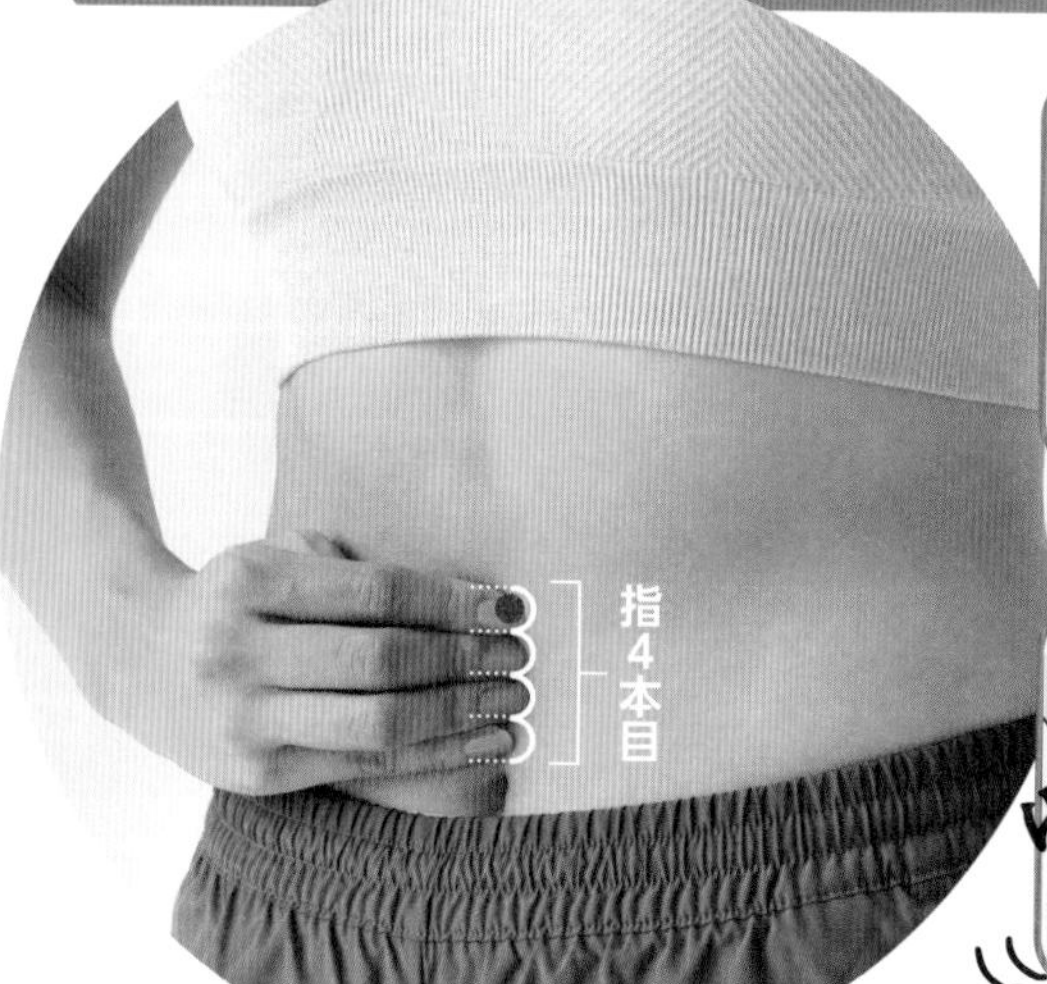

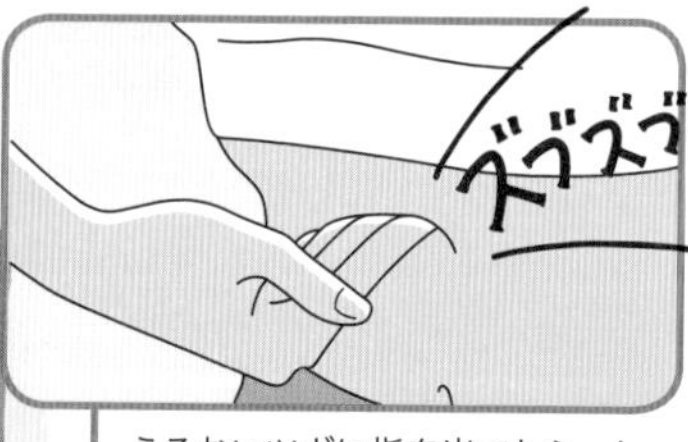

うるおいツボに指を当てたら、しっかりと指を押し込む

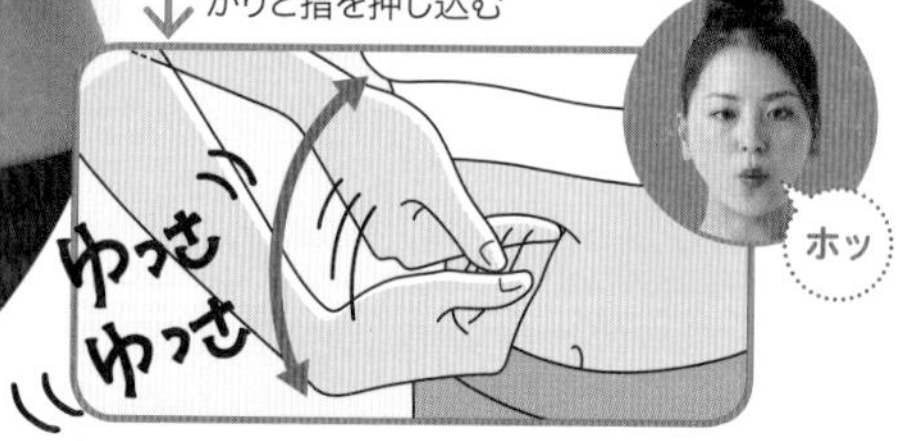

押している指先を支点に手を上下に揺らす。「ホ」の呼吸に合わせて行う

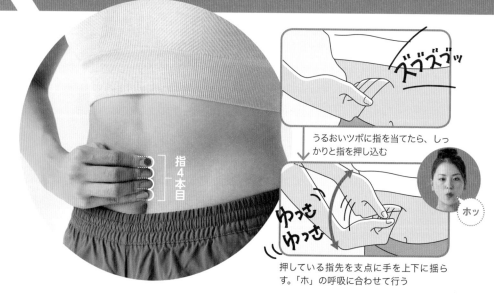

2 首のうるおわせ筋ストレッチ

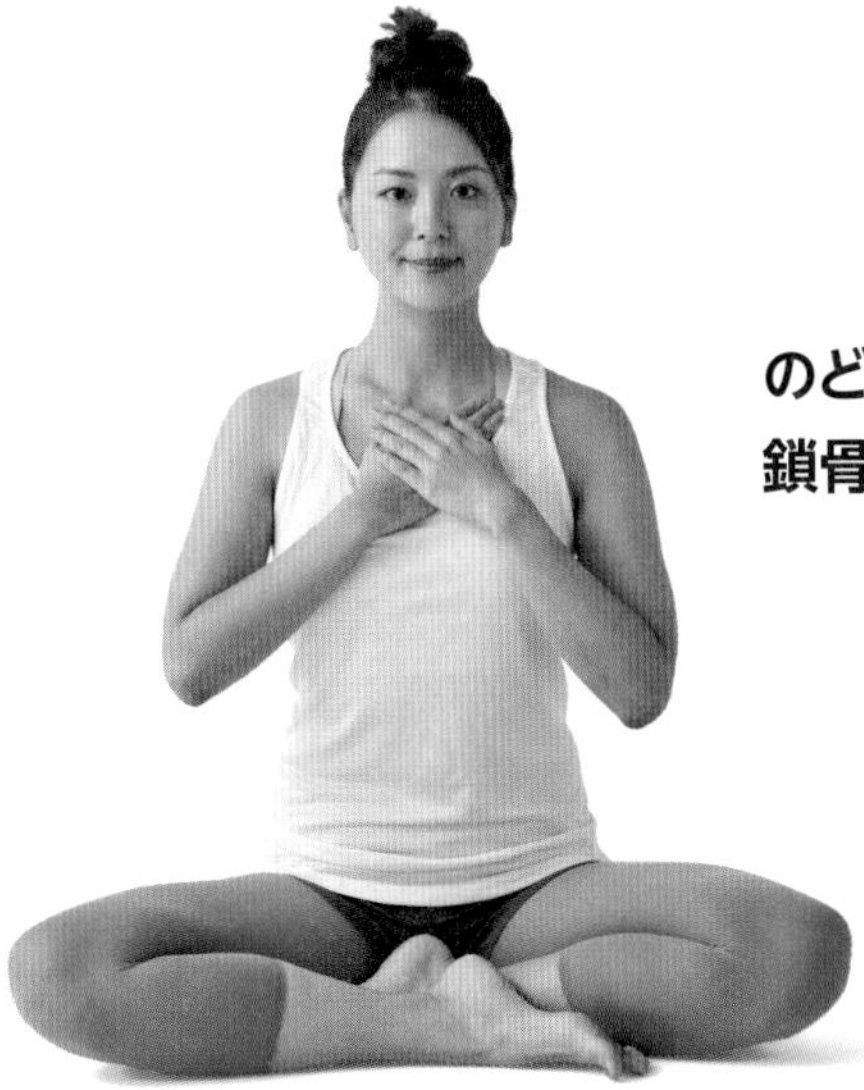

のどの下にある
鎖骨のあたりを両手で押さえる

上を見上げるようにあごを上げつつ
「ホッ」と息を吐き、
元の位置に戻すときに息を吸う。
これを20回繰り返す

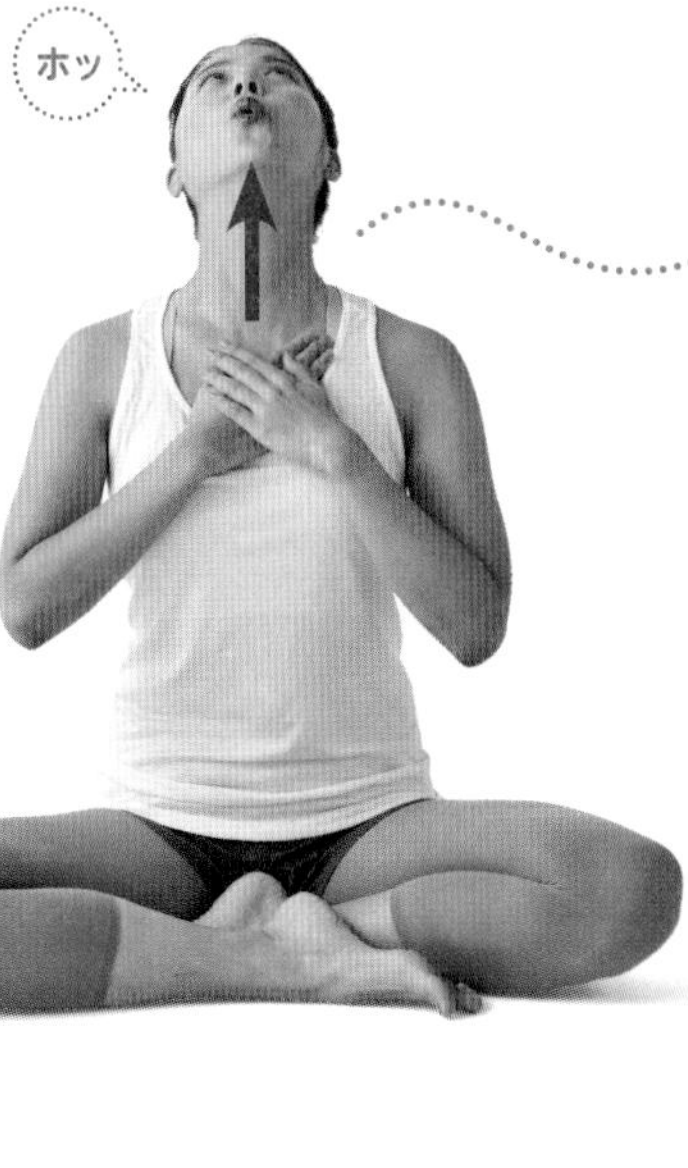

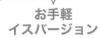

ポイント 鎖骨あたりを手で押さえると首のうるおわせ筋のつけ根が固定され、よく伸ばせるようになる

お手軽イスバージョン

同じ動作をイスに腰掛けたまま20回繰り返す

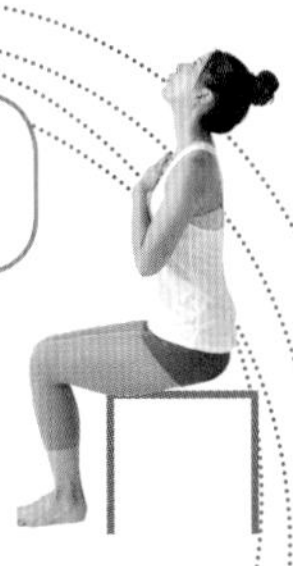

1分で胸のうるおわせ筋に効く

うるおいツボ揺らし

《《《 効果 》》》

肩こり、肩甲骨や背骨のズレ、腕や手の痛みやしびれ、冷えを解消する。肝臓、すい臓の機能低下にも効く。基礎代謝が上がり、バストアップ、いかり肩や猫背の解消、巻き肩、背中や二の腕やせにも効果が

1

胸

胸にあるうるおわせ筋の詰まりを解消し、リンパを流すポンプ機能を復活させる。背すじを伸ばす力を取り戻し、胸郭が広がることで呼吸が楽になる

胸のうるおいツボ刺激

へその上、指5本目のところ（へそには指を当てない）に中指を重ねて当て、少し抵抗感がある深さまで押す。そのまま20回、手を上下させてほぐす。「ホ」の呼吸に合わせて行う

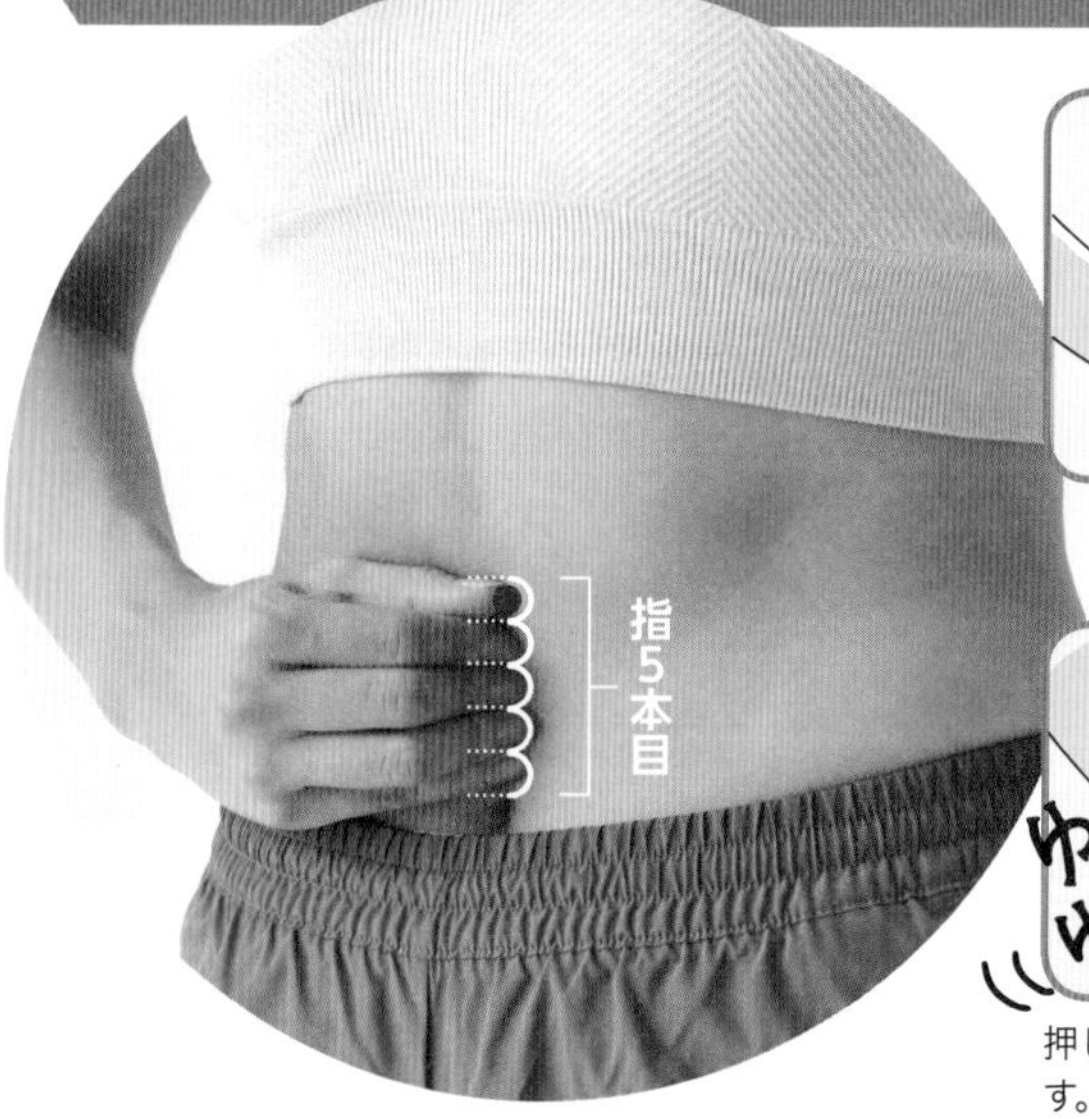

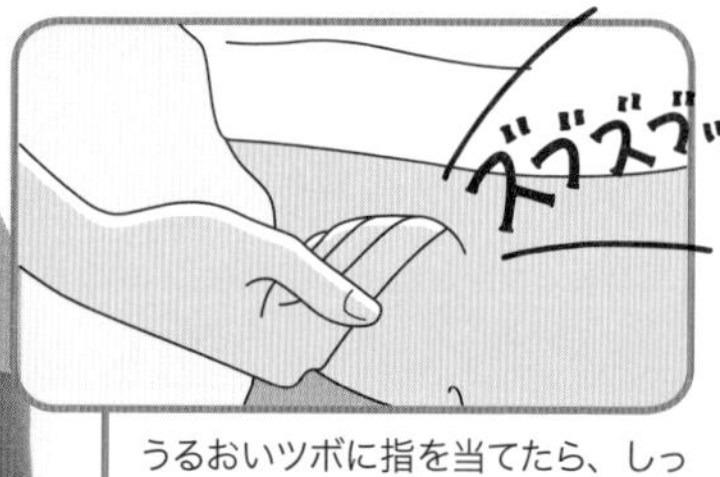

うるおいツボに指を当てたら、しっかりと指を押し込む

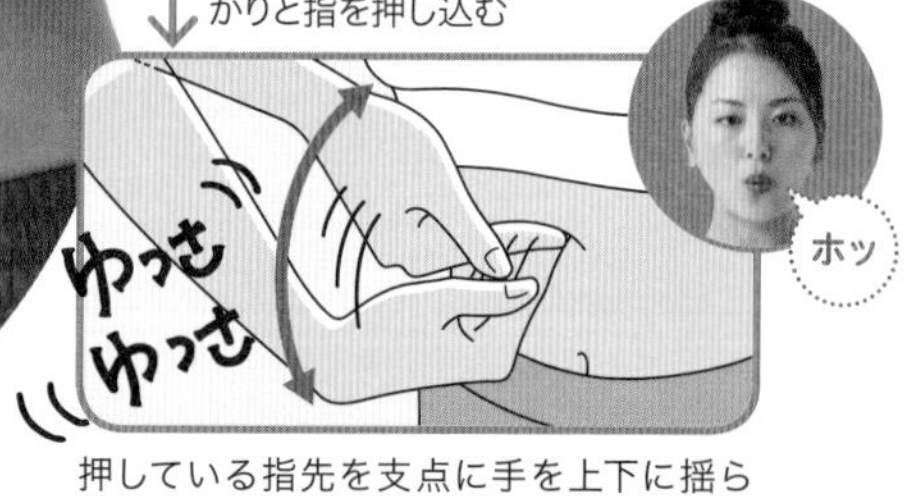

押している指先を支点に手を上下に揺らす。「ホ」の呼吸に合わせて行う

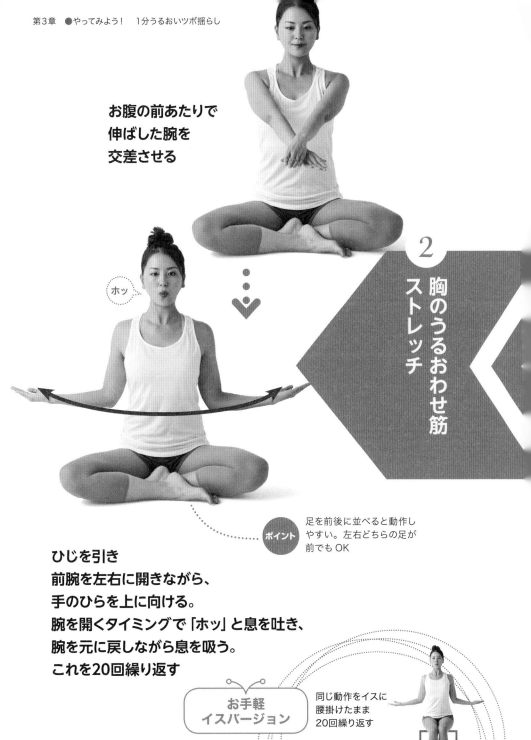

2 胸のうるおわせ筋ストレッチ

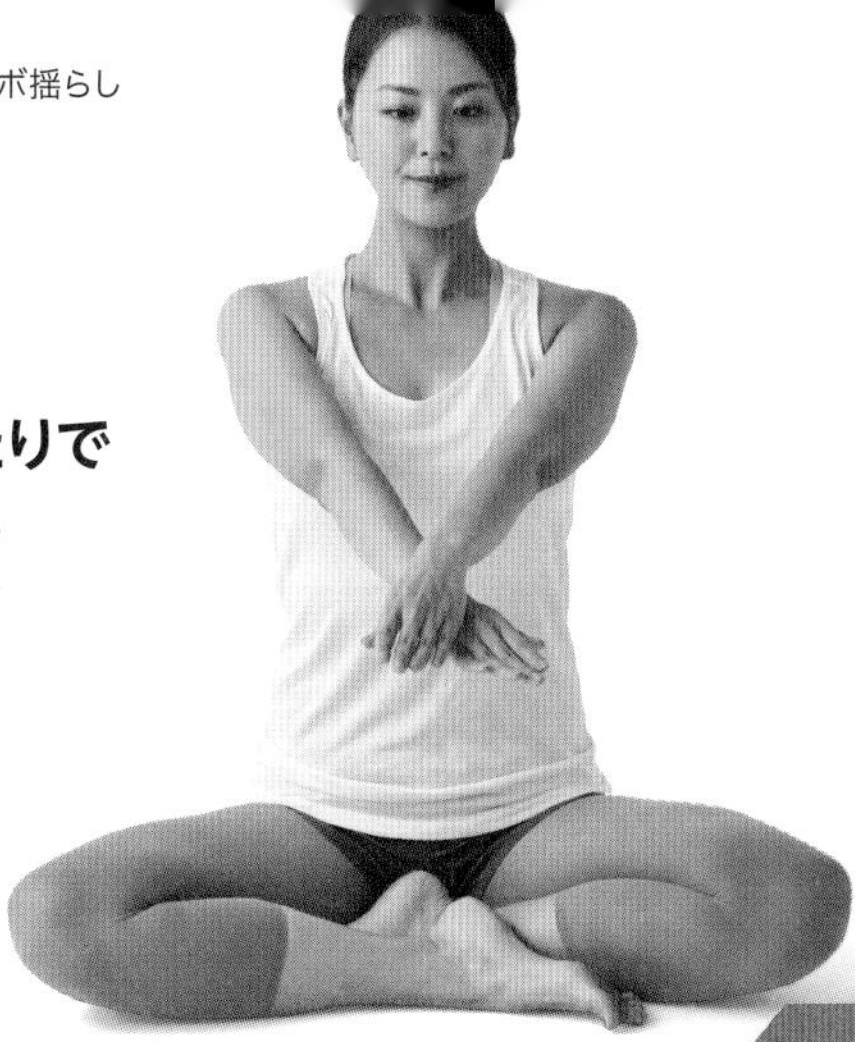

お腹の前あたりで
伸ばした腕を
交差させる

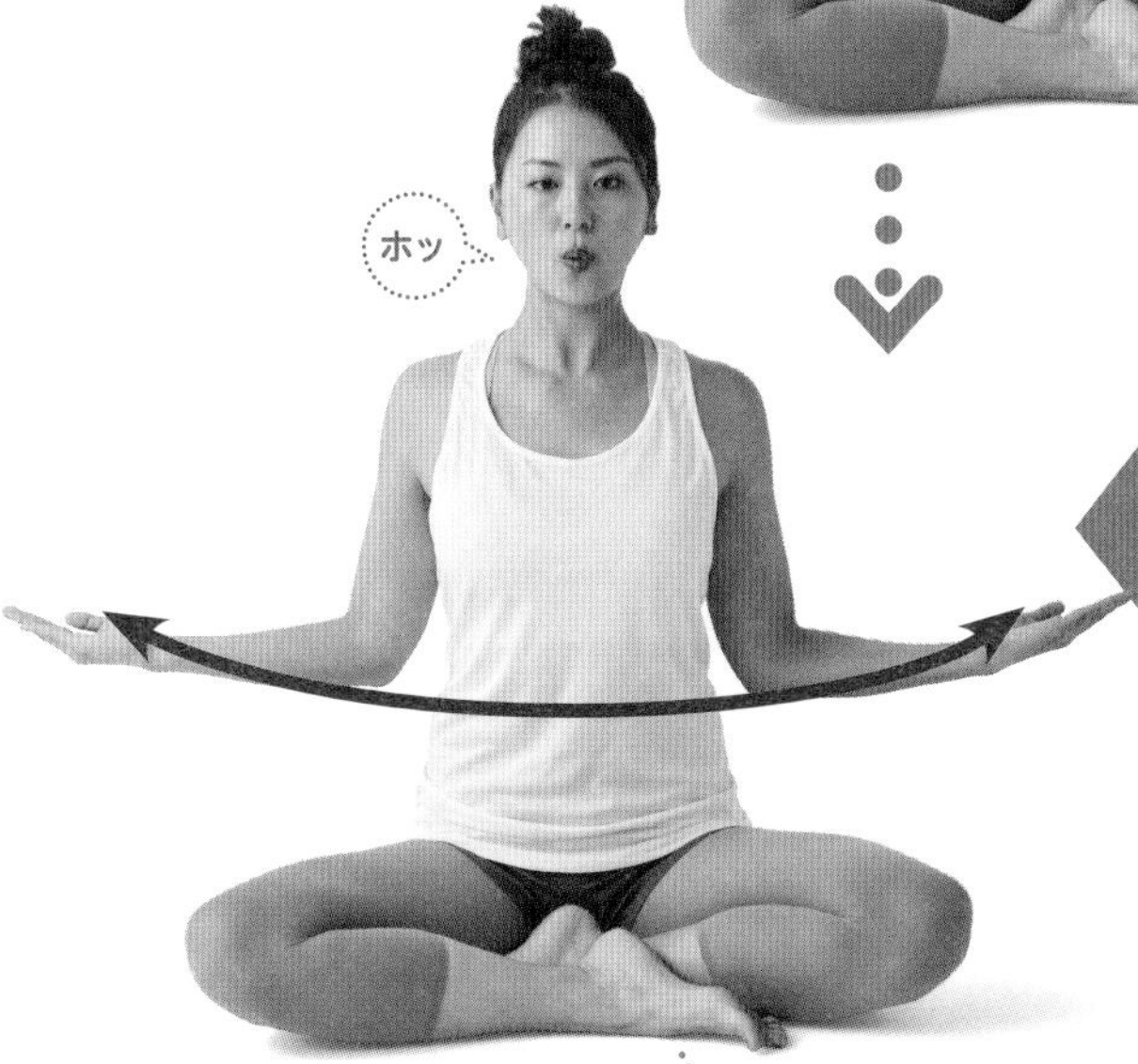

ポイント　足を前後に並べると動作しやすい。左右どちらの足が前でも OK

ひじを引き
前腕を左右に開きながら、
手のひらを上に向ける。
腕を開くタイミングで「ホッ」と息を吐き、
腕を元に戻しながら息を吸う。
これを20回繰り返す

お手軽
イスバージョン

同じ動作をイスに
腰掛けたまま
20回繰り返す

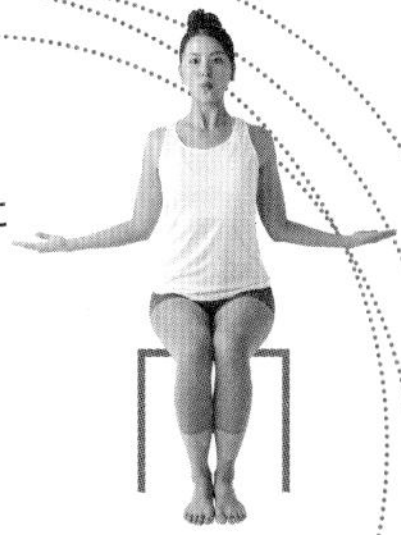

1分でお腹のうるおわせ筋に効く

うるおいツボ揺らし

《《《 効果 》》》

腰痛や股関節痛を解消し、冷えや便秘、下痢などにも効果が。
骨盤や腰椎のズレを正し腎臓を活性化する。お腹が引き締まり、むくみ、
腰の丸まり、反り腰を解消し、くびれを取り戻す

1

お腹

お腹にあるうるおわせ筋の詰まりを解消し、リンパを流すポンプ機能を復活させる。骨盤を立てる力を回復させて腰を伸ばし、特に座っているときの姿勢のくずれを改善する

お腹のうるおいツボ刺激

へその上、指2本目のところ（へそには指を当てない）に中指を重ねて当て、少し抵抗感がある深さまで押す。そのまま20回、手を上下させてほぐす。「ホ」の呼吸に合わせて行う

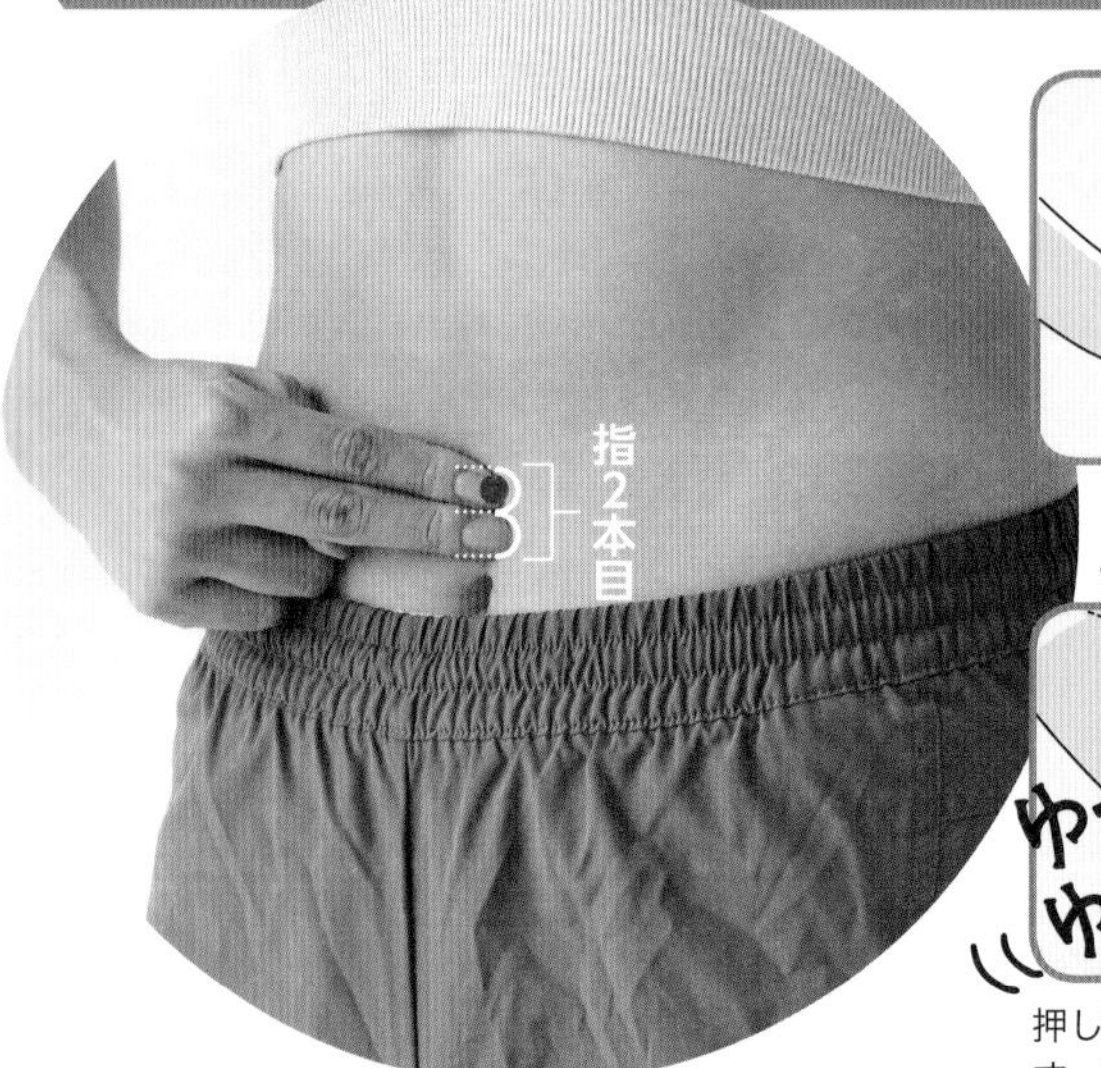

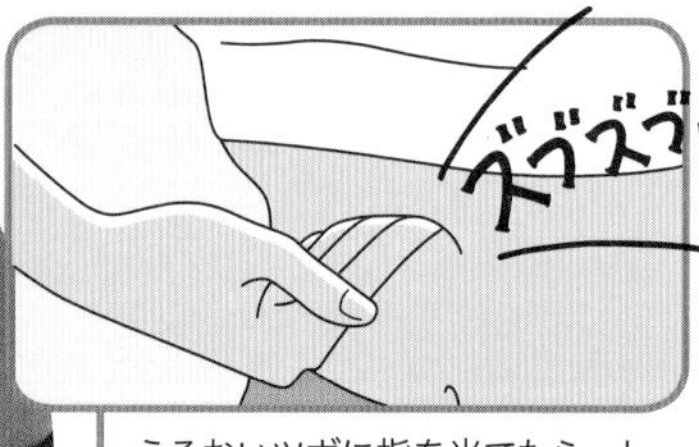

うるおいツボに指を当てたら、しっかりと指を押し込む

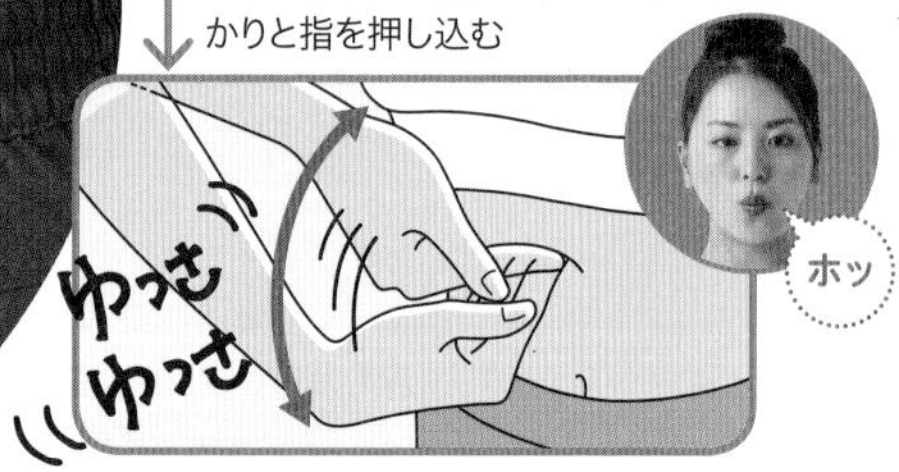

押している指先を支点に手を上下に揺らす。「ホ」の呼吸に合わせて行う

うつ伏せになり、手で支えながら
腰が痛まない程度に上体を起こす。
脚を左右に開いたら、ひざを直角に曲げて足どうしを軽くつける

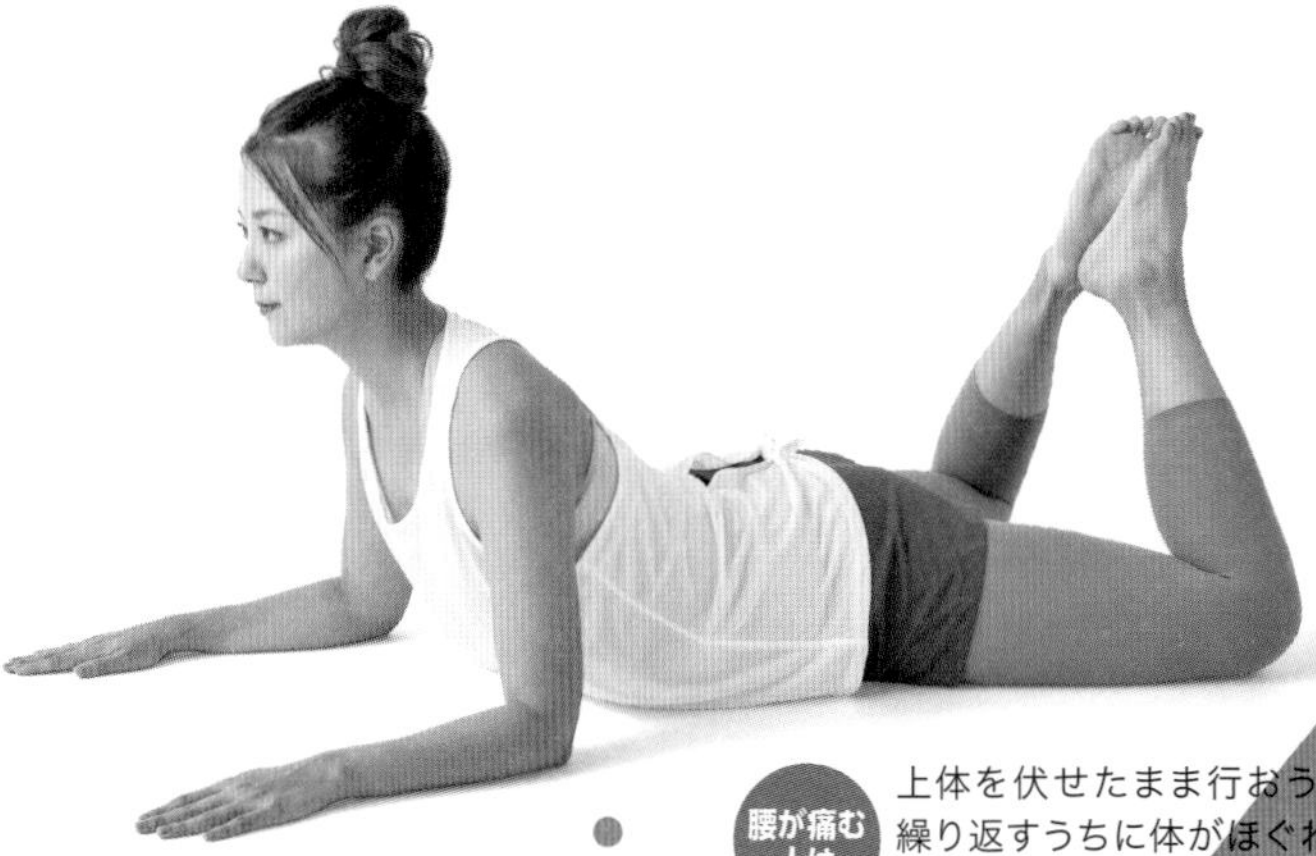

2 お腹のうるおわせ筋ストレッチ

腰が痛む人は 上体を伏せたまま行おう。繰り返すうちに体がほぐれてくるので、痛まない範囲で上体を起こす

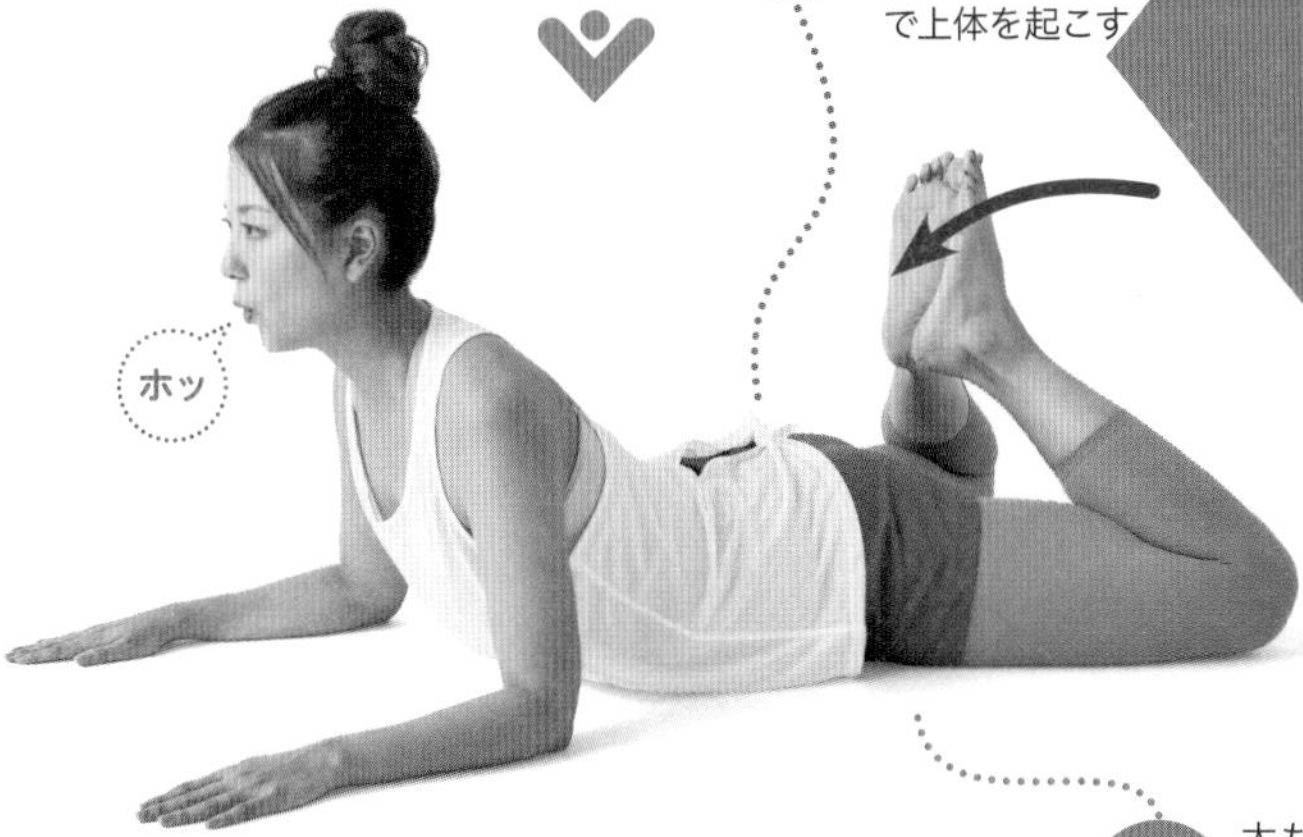

ポイント 太もものつけ根やお腹に伸びを感じられればうまくできている

「ホッ」と息を吐きながら、
かかとをお尻に引き寄せる。
力を抜き足の位置が元に戻るときに息を吸う。
これを20回繰り返す

お手軽 イスバージョン

イスの横で脚を前後に開いて体を弓なりにし「ホッ」と息を吐きながらイスの側に体を倒す。20回繰り返す。反対側も同様に行う。肩が痛む場合は、ひじを曲げて行おう

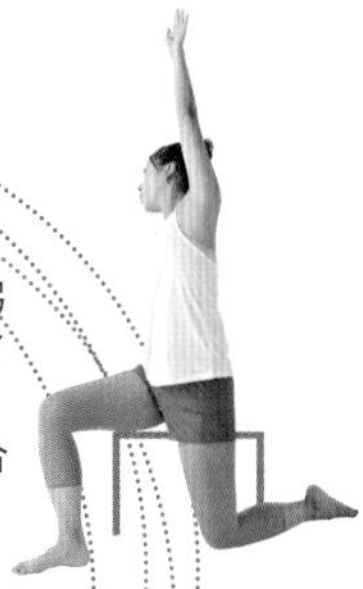

1分で太もも裏のうるおわせ筋に効く

うるおいツボ揺らし

《《《 効果 》》》

ひざの痛みや歩きにくさが解消し、転びにくくなる。
尿もれ、便秘、下痢に効果があり、大腸を活性化させる。ヒップが上がり、
がに股、内もものたるみや外ももの張り出しを解消。脚のむくみにも効く

太もも裏

太もも裏側にあるうるおわせ筋の詰まりを解消し、リンパを流すポンプ機能を復活させる。骨盤が起き上がり、ひざが伸びる

1 太もも裏のうるおいツボ刺激

へその下、指3本目のところ(へそには指を当てない)に中指を重ねて当て、少し抵抗感がある深さまで押す。そのまま20回、手を上下させてほぐす。「ホ」の呼吸に合わせて行う

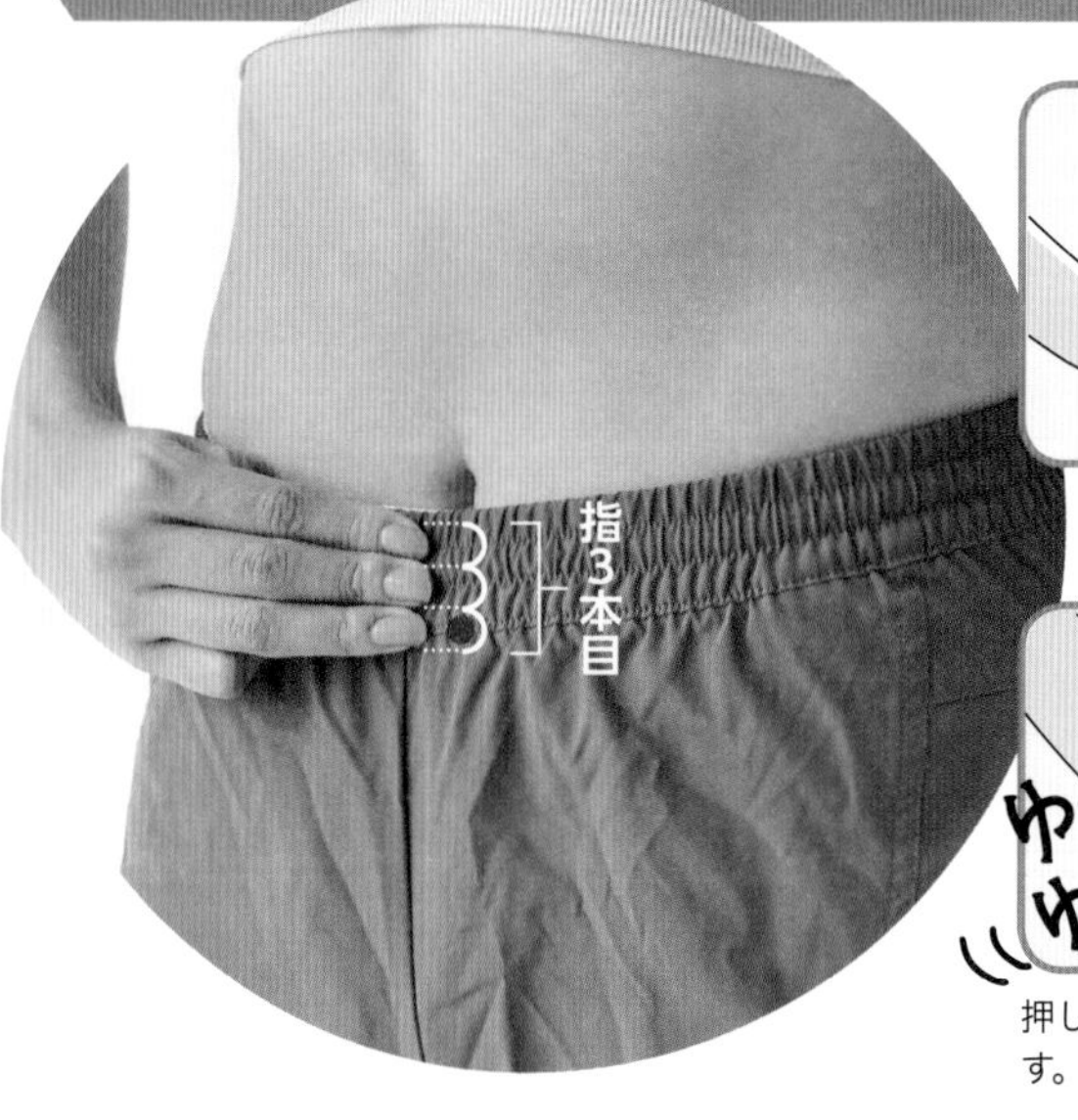
指3本目

ズブズブッ

うるおいツボに指を当てたら、しっかりと指を押し込む

ゆっさ
ゆっさ

ホッ

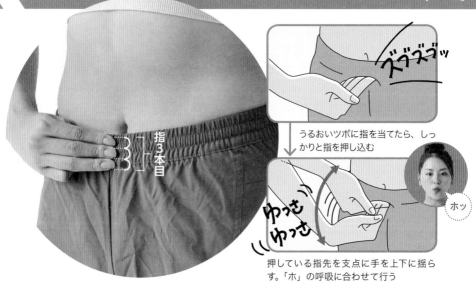

押している指先を支点に手を上下に揺らす。「ホ」の呼吸に合わせて行う

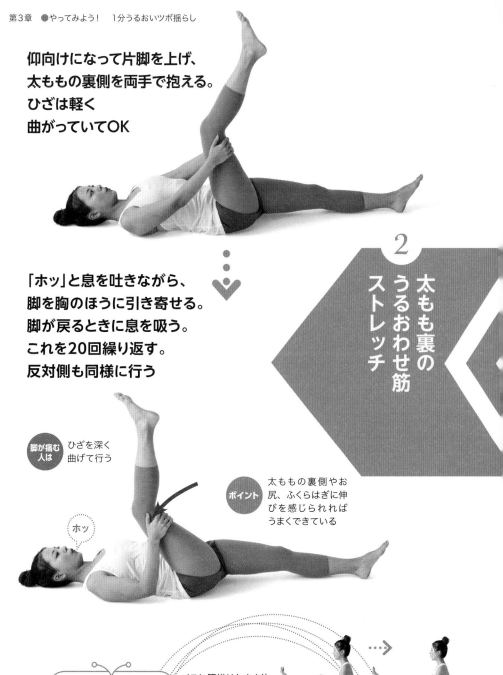

2 太もも裏のうるおわせ筋ストレッチ

**仰向けになって片脚を上げ、
太ももの裏側を両手で抱える。
ひざは軽く
曲がっていてOK**

**「ホッ」と息を吐きながら、
脚を胸のほうに引き寄せる。
脚が戻るときに息を吸う。
これを20回繰り返す。
反対側も同様に行う**

脚が痛む人は ひざを深く曲げて行う

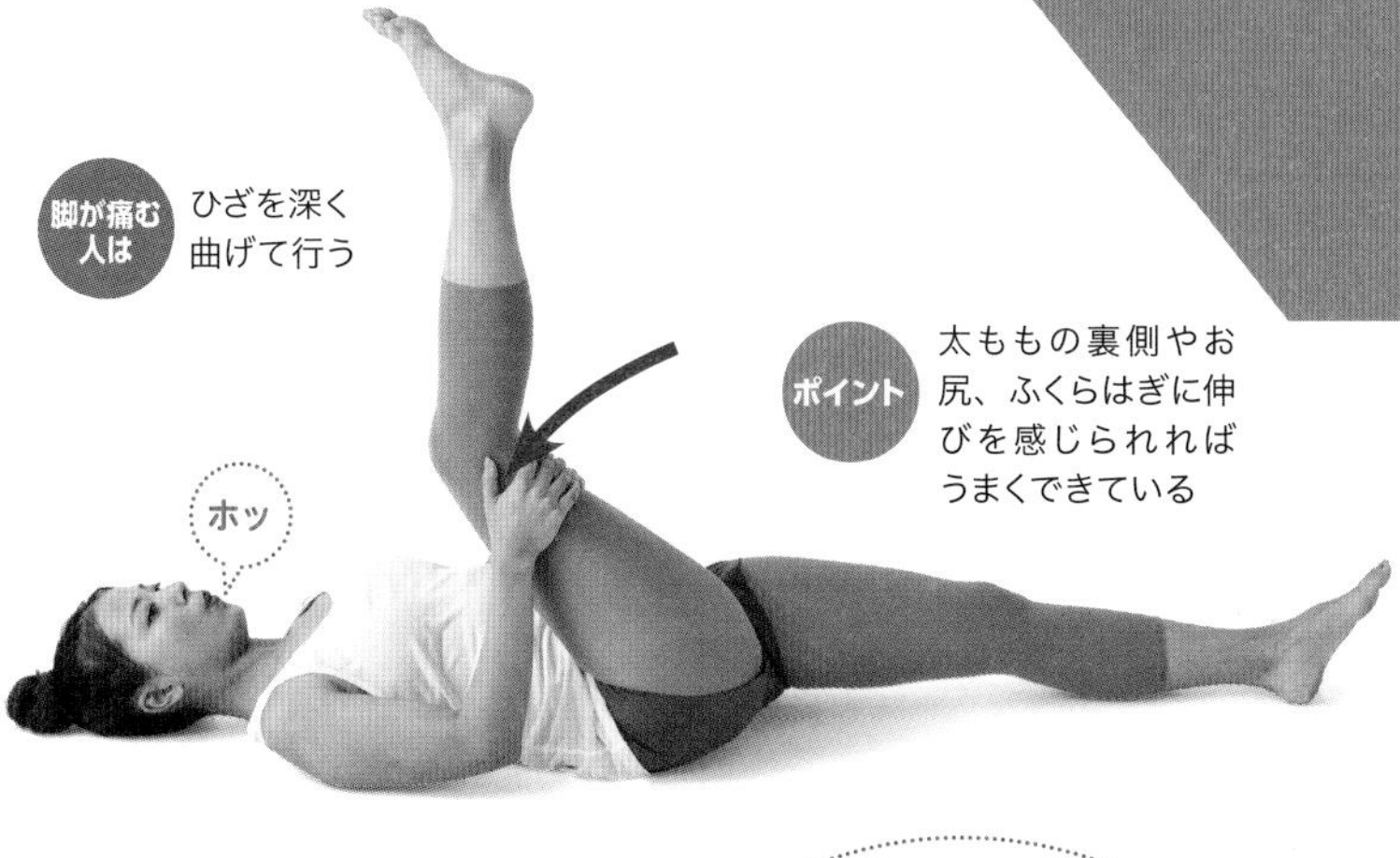

ポイント 太ももの裏側やお尻、ふくらはぎに伸びを感じられればうまくできている

お手軽イスバージョン

イスに腰掛けたまま片足を台に乗せ「ホッ」と息を吐きながら両手でひざを軽く押すことで太ももの裏側を伸ばす。20回繰り返す

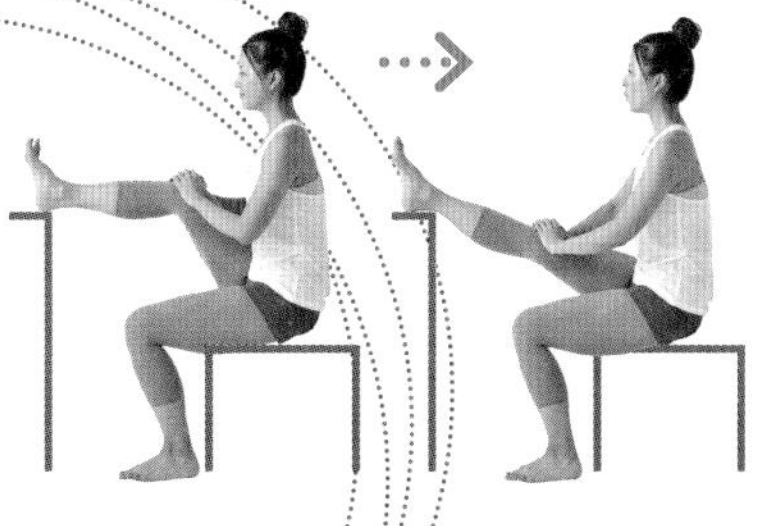

Lymph

うるおいツボ揺らしでここが変わる！

健康法を試したときに「体が変わった！」という喜びや自信を感じられると、継続の大きな助けになります。また「はっきり確認した変化は体に定着しやすい」という法則もあるので、より効果もアップ。これを最も実感しやすいのが次の4つのチェック方法です。「うるおいツボ揺らし」を1セット行っただけでも、この4つに違いを感じる人は大勢いらっしゃるので、2週間続けたら明確な改善を実感できるでしょう。お楽しみに！

1 顔の上げやすさ

顔を上げにくかったり痛みが出たりするとしたら、首のうるおわせ筋が縮んでリンパ節が詰まっているおそれあり。

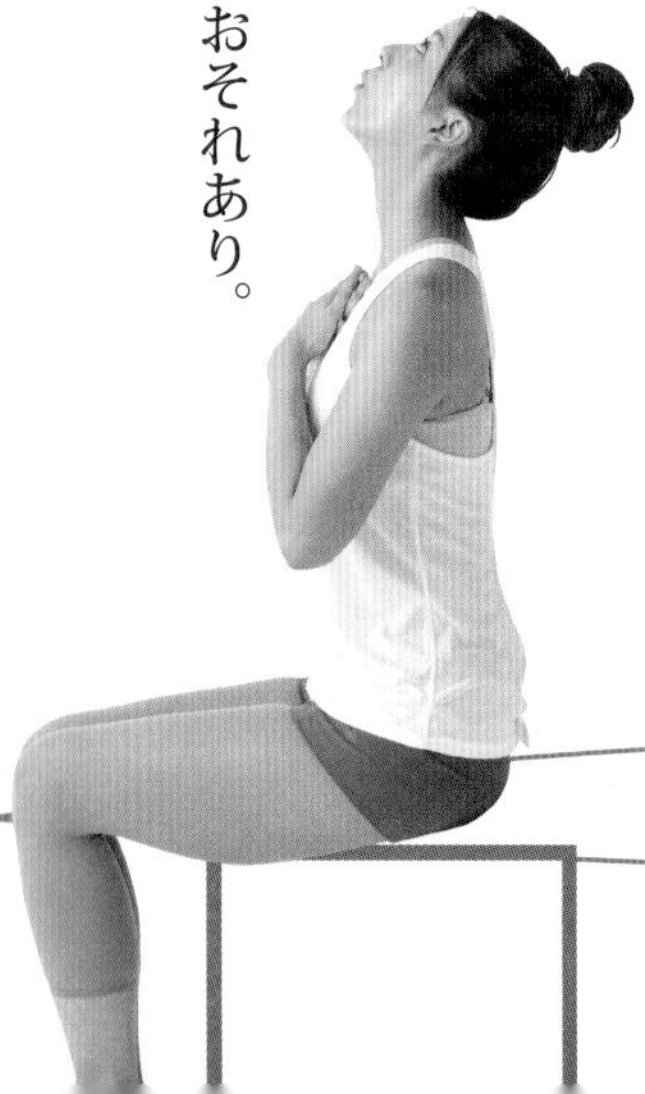

うるおいツボ揺らしをした後に上がりやすくなるのは、状態が改善された証し

2 股関節の曲げやすさ

股関節の動きが悪い人は、お腹のうるおわせ筋が縮み、股関節のリンパ節が詰まっているおそれあり。動かしやすくなっていれば状態は改善されている

3 ひざ裏の感触

ひざ裏のくぼみを押すと見つかるしこりは、太もも裏側にあるうるおわせ筋の状態悪化とリンパ節の詰まりを示す。このしこりの大きさ、硬さ、痛みなどに変化があれば改善されている

4 重いものを持ち上げる

持ち上げるときに感じる重さ、きつさなどの変化をみる。リンパの詰まりがあると筋肉の機能低下で筋力が下がるため、それが改善されると筋力が上がる実感がある。安全に注意し、テーブルの片側だけを持ち上げるなどしてみよう

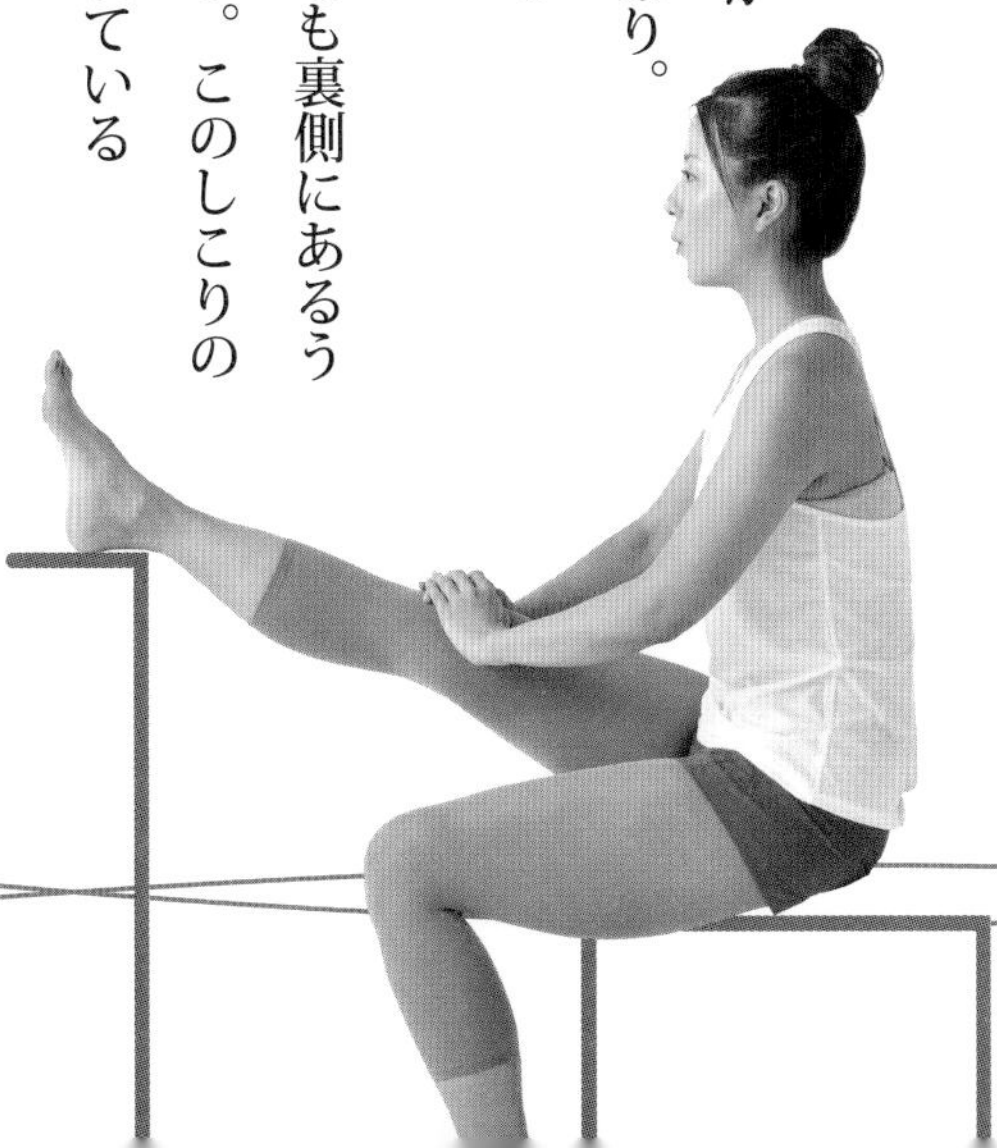

やってみました！うるおいツボ揺らし

体験談

山下美智子さん（46歳）

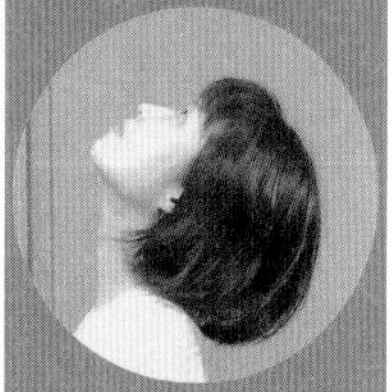

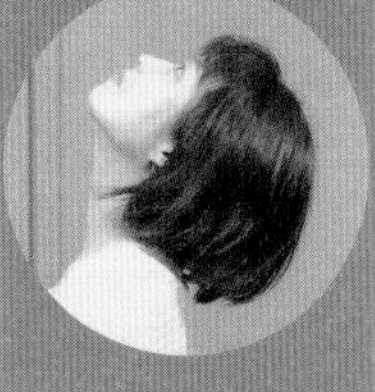

うるおいツボ揺らしをした直後に体がどう変化するか、1週間続けたら心身がどう変化したかを検証しました

体が弱っているからか、へその上指4本目と5本目のツボを押すとつらい感じがありました。それと普段は上を向いたり胸を開く動きをしたりするたびにバキバキと音がして不安になるのですが、このストレッチは痛みのない範囲でリズミカルに動かすので安心してできました。すぐに肩と腰まわりが楽になったので、肩甲骨あたりのバキバキ音もなくなるとうれしいです。続けると疲れにくくなり、生活の質が上がりそうな感じがします。内臓にも効くそうなので、一般的なストレッチにはないポジティブな変化が期待できそうです。

● 1週間後

ツボを押すと痛むので、数日は指を軽く当てる程度しかできませんでしたが、1週間続けるといつのまにか痛みがなくなりました。首から胸を大きく動かしても不安がなくなり「私の体はもっとよくなるかも」と思え

うるおいツボ揺らし 前

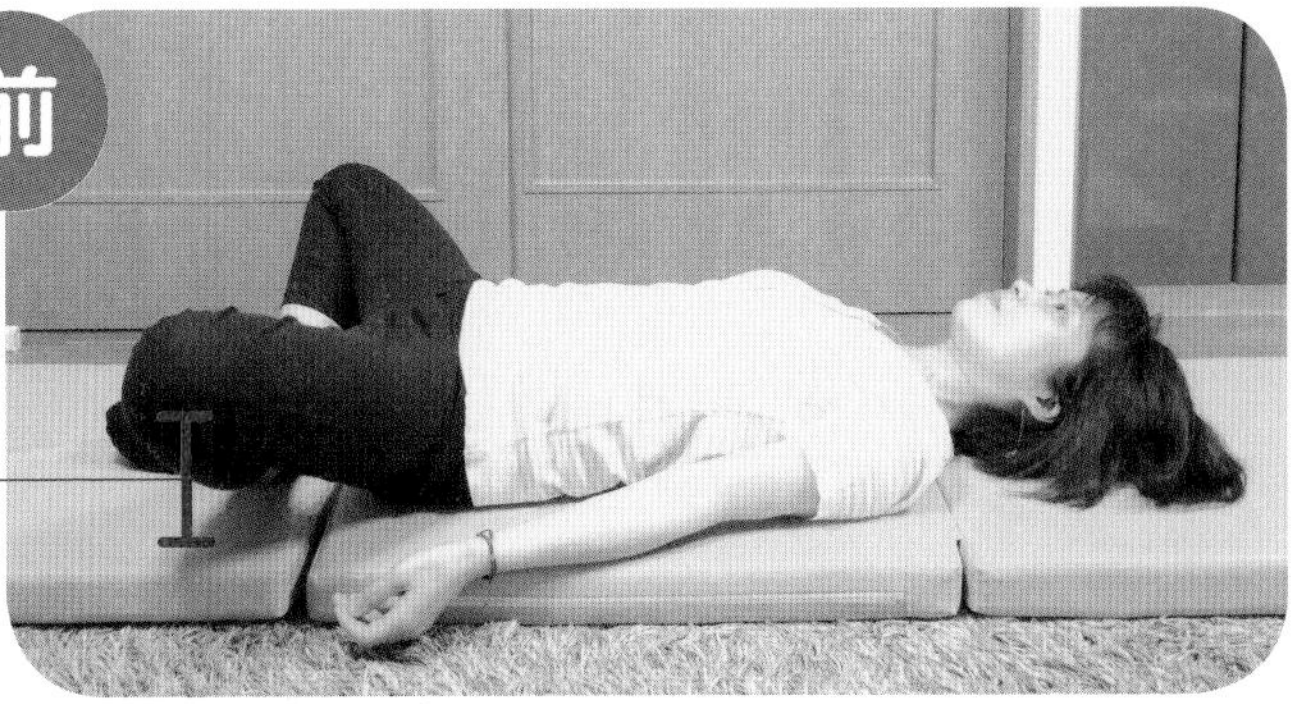

24.4cm

うるおいツボ揺らし 後

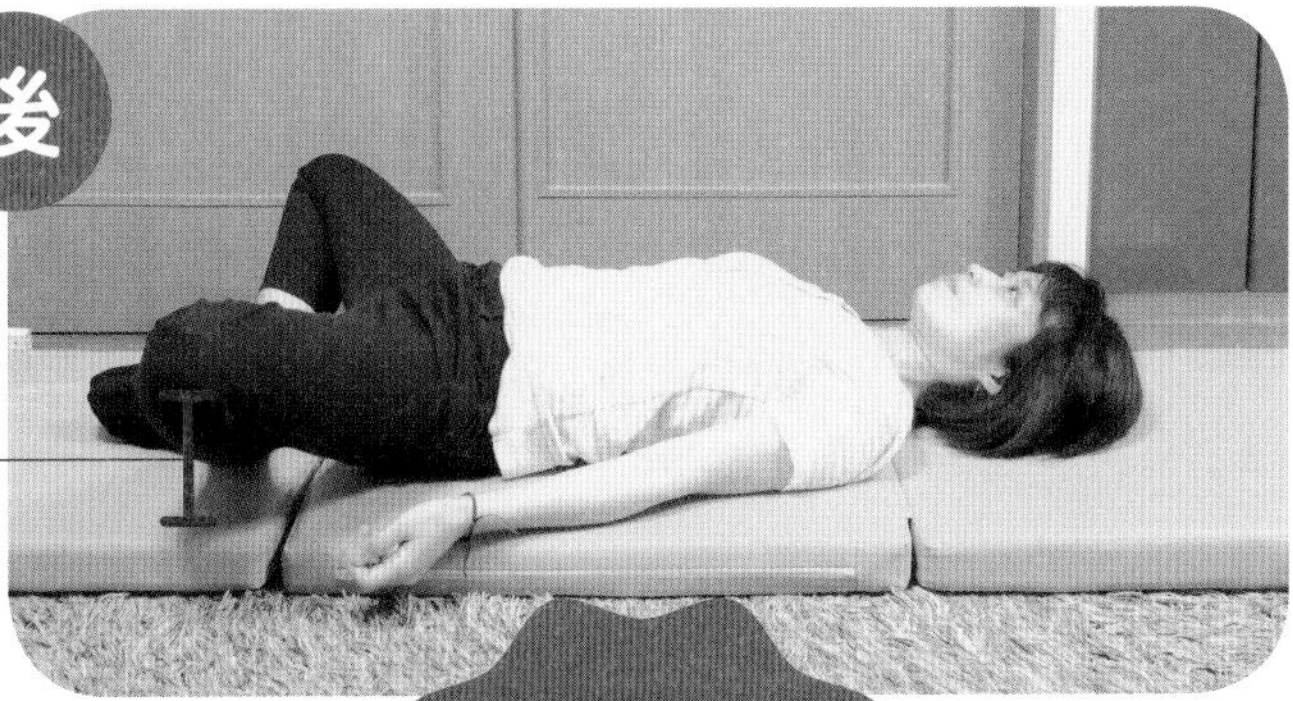

20.4cm

マイナス 4.0cm

るように。

胸郭が硬いようなので呼吸が浅くなりがちですが、うるおいツボ揺らしで胸椎の柔軟性が増せば呼吸も楽になりそうだし、そうなるとメンタル面でもきっといい影響が出るに違いないから希望を感じています。

太もものストレッチは、疲労感があるほど引き寄せに抵抗があったのですが、慣れるとリズミカルにできるようになり、ひざもかなり伸ばして行えるようになりました。苦手だったあぐらも楽になり、心なしか過食が減ったように思えるのもうれしい変化ですね。

中井めぐみさん（53歳）

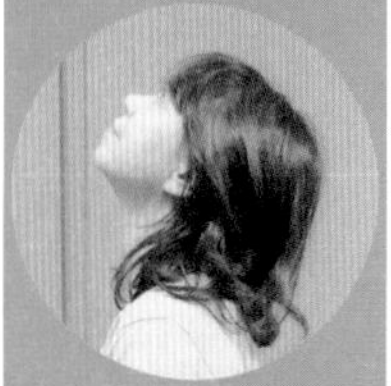

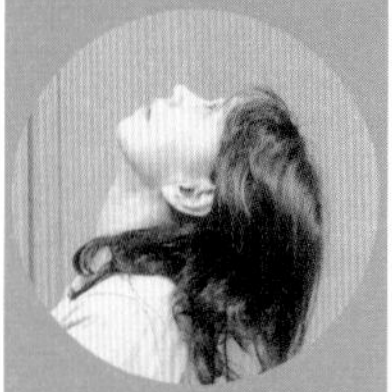

どれも動作は至極簡単で気持ちよかったです。実践後に体が格段にやわらかくなり動きもスムーズになって、肩こりもかなり緩和されたのには驚きました。この日は疲れていて肩こりがひどく、体の動きも鈍かったのですが、たった1回でこんなにも変わるんですね。しっかりほぐれるので体の柔軟性が高まり、さらに軽く感じられそうです。姿勢もよくなり疲れにくくなった気がします。健康的な日々が送れそうでとても楽しみです。

うるおいツボ揺らし　前

23.2cm

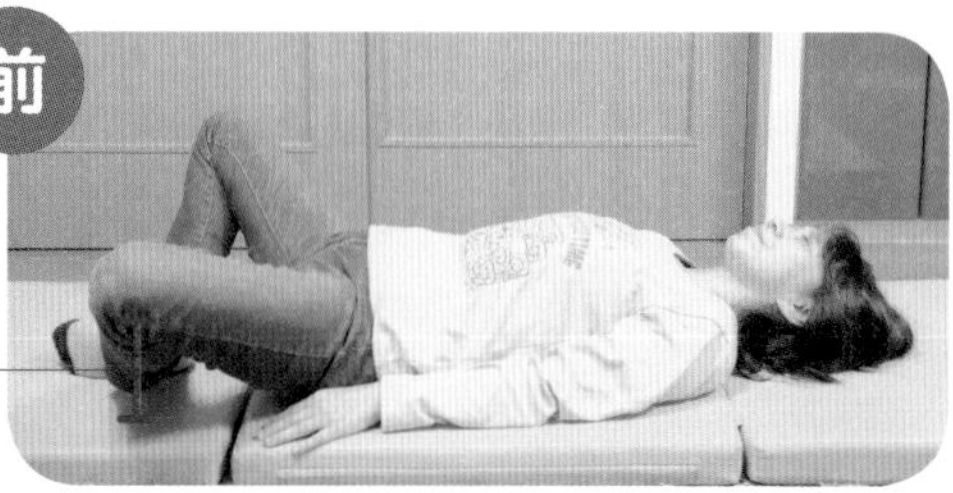

うるおいツボ揺らし　後

15cm

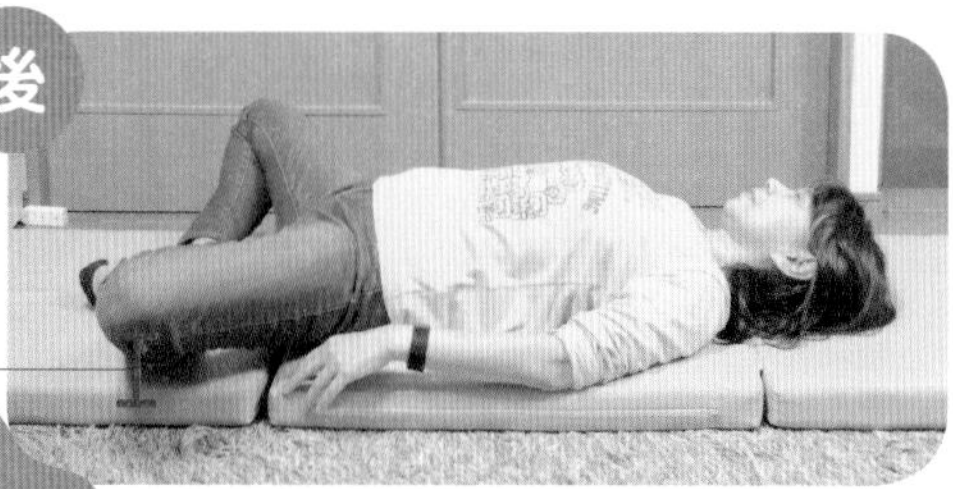

マイナス
8.2cm

1週間後

首を後ろに倒しやすくなり、脚もさらに開きやすくなった感じがします。

それと実践後は体の中の循環がよくなるのかポカポカしますね。毎日1回ずつ実践していますが、普段から肩や首が楽になってきたようです。

体験談

牛尾佳那さん（33歳）

ツボをグッと押すと痛みましたが、手を揺らすぶんには大丈夫でした。ストレッチのほうは伸び感が心地よく、難しさはなかったです。息を「ホッ・ホッ」とするのを忘れそうになるので、おそらく普段は息を止めているんですね。終了後すぐに首を後ろに倒しやすくなり、脚も開くようになりました。もともと体が硬いので、これはすごい変化です。痛みもほぼありません。体の内側からほぐれそうだし、緊張しやすい私でもうまく体をゆるめられそうです。

うるおいツボ揺らし 前

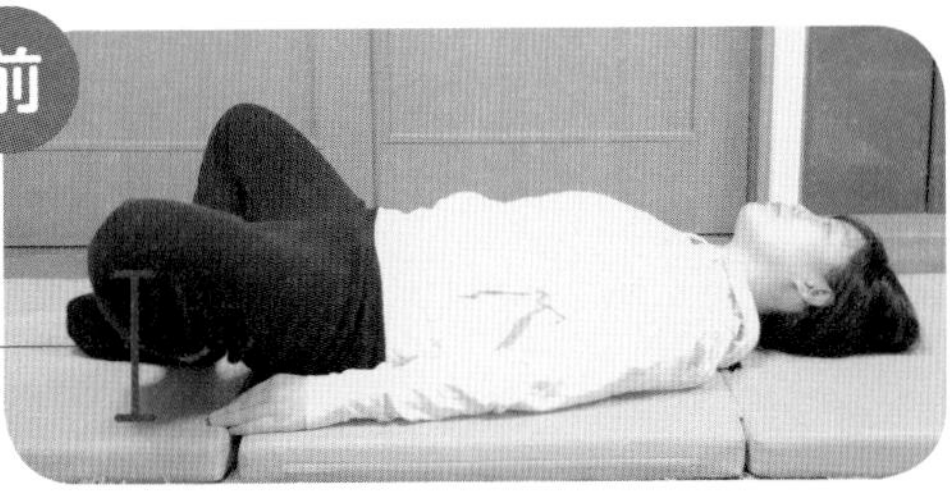

30.8cm

うるおいツボ揺らし 後

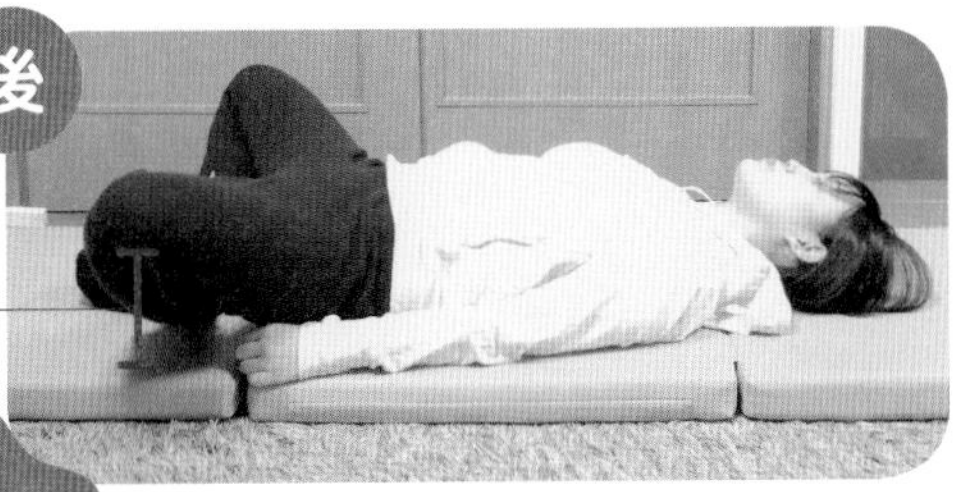

24.2cm

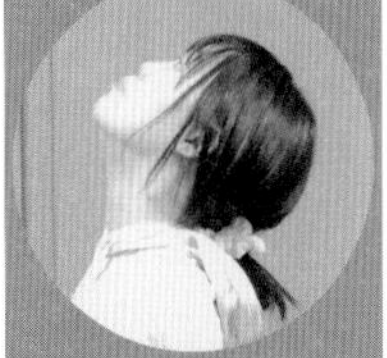

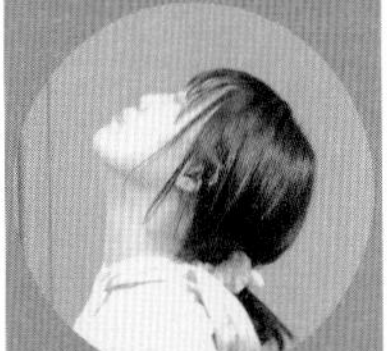

マイナス 6.6cm

● 1週間後

仕事の日は夕方にはヘトヘトになったり、朝から疲れていたりしたのが、気力も体力も続くようになりました。それと低気圧が近づくと頭痛やだるさを感じがちなのが、最近はありません。手足の冷えも、朝のむくみもなくなりうれしいかぎりです。

体験談

藤江由香さん（49歳）

おへその上のツボを押すと、けっこう痛くて驚きました。うつ伏せから体を反らせるストレッチは、慣れるまで動きにくかったです。首は、実践中からみるみる倒しやすくなる感じが。ひと通り終えてから股関節の動きを測ってみると、効果が大きく出ていてびっくりしました。1年前の追突事故で首と腰の上を痛め、上を向くと後ろが詰まる感じが続いていますが、これなら改善されそうです。腰もほぐれそうな気がしています。

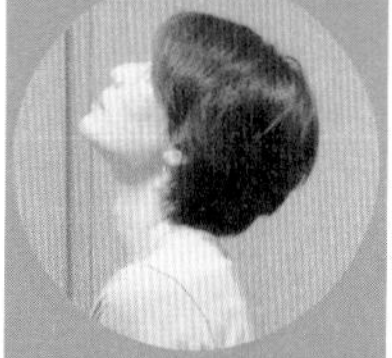

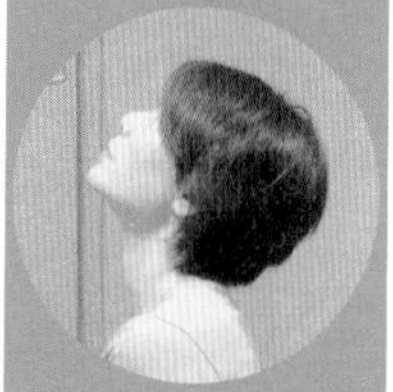

うるおいツボ揺らし 前

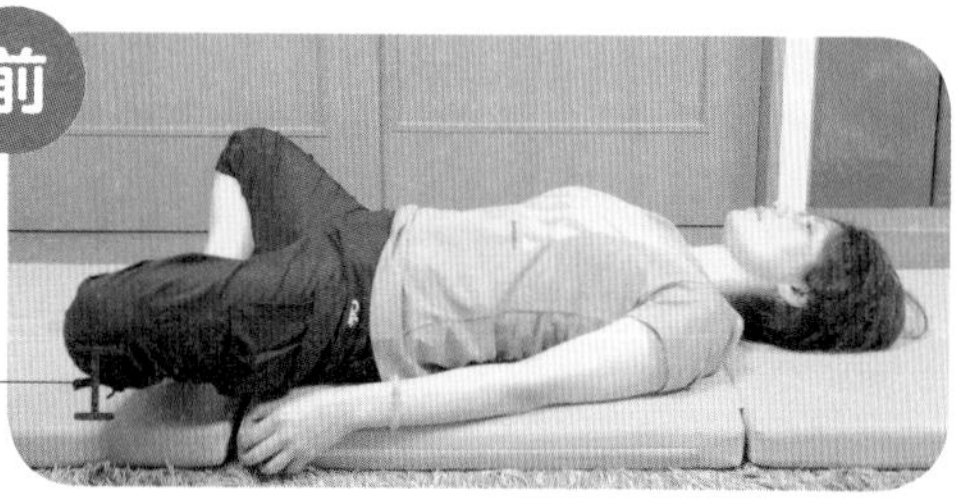

20.4cm

うるおいツボ揺らし 後

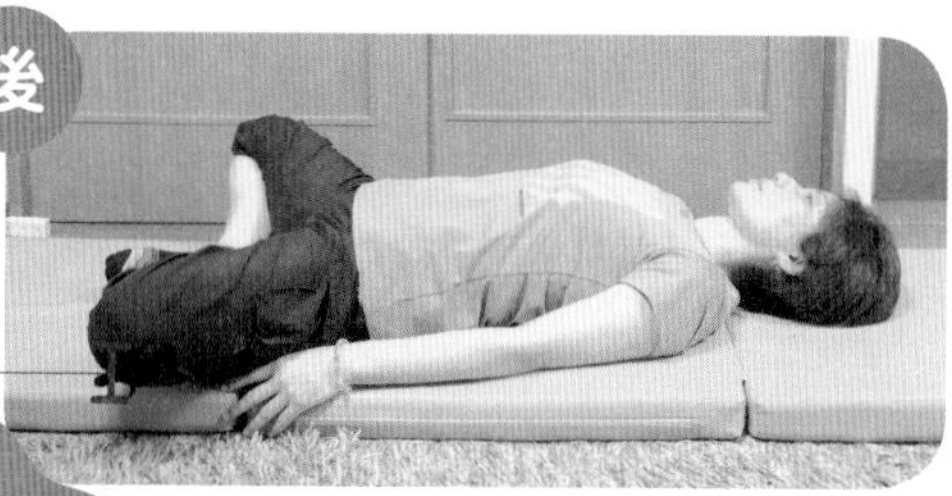

11.2cm

マイナス 9.2cm

1週間後

上を見上げる動作がしやすくなったと思います。全身に効くストレッチでは、普段は気になっていなかった、追突事故で痛めた右腰上の筋肉のつっぱりがほぐれるのを感じました。股関節は確実にやわらかくなっています。手で軽く押さえれば床につく感じにまでなりました！

体験談

土器屋太郎さん（44歳）

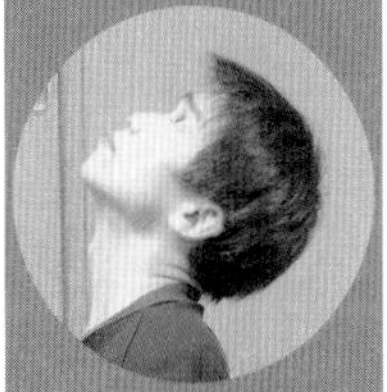

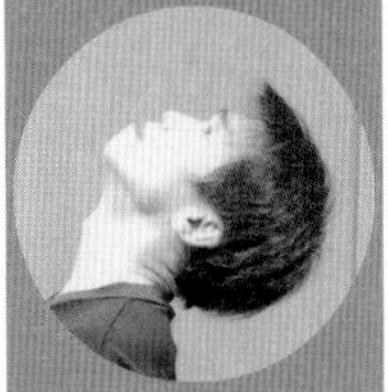

どのストレッチも簡単で、ゆったりとできました。体がほっこりとするイメージを受けました。苦しさや痛みがないところが、さすが楽ゆる式だと思いました。体がやわらかくなり、全身の血流がよくなったのがわかるくらいポカポカしてきます。ツボの刺激を活かすことで内臓の疲れからの回復にも効きそうですし、気持ちが軽くなる実感までありました。

うるおいツボ揺らし 前

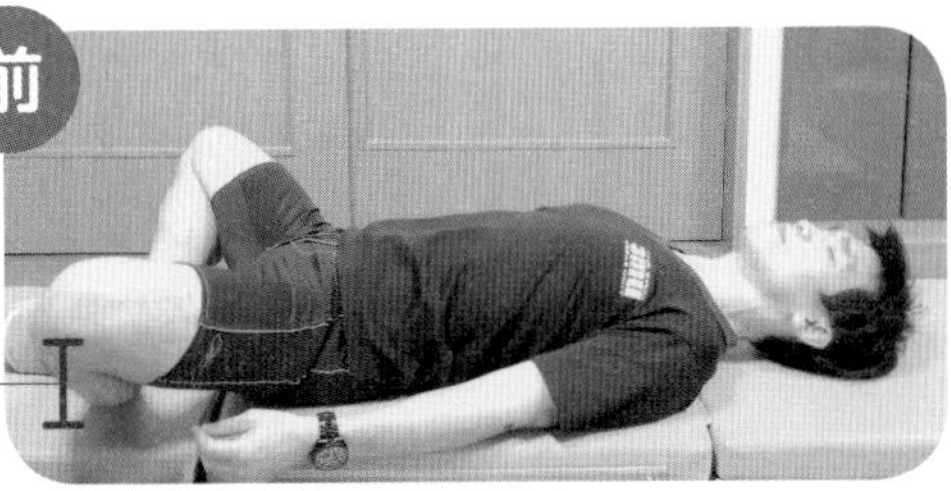

25.7cm

うるおいツボ揺らし 後

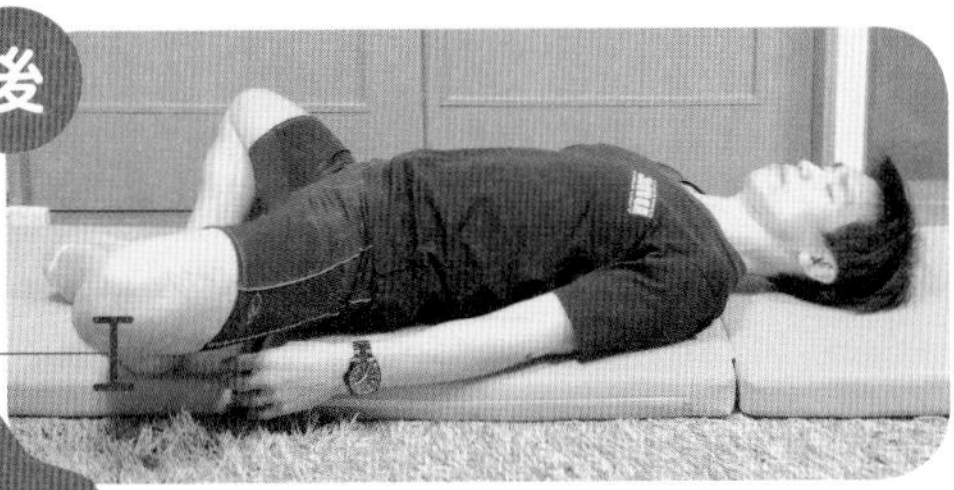

16.6cm

マイナス 9.1cm

●1週間後

いい意味で入眠スイッチが入りやすくなり、質のよい深い睡眠ができるようになったと感じます。気持ちが前向きになり、些細《ささい》なことでは動じない強い鈍感力に磨きがかかったように感じます（笑）。お通じもよくなりました。

郷司光洋さん（36歳）

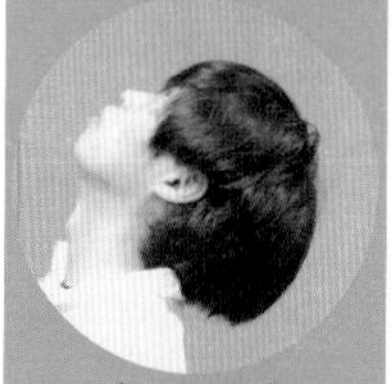

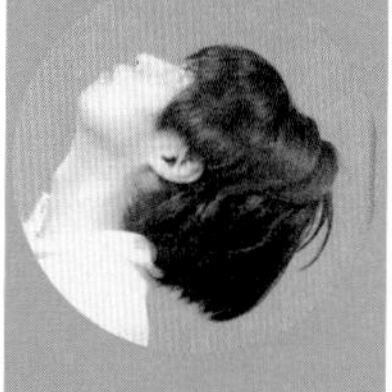

全身の凝りが解けてポカポカと温かくなりました。体の深いところ、つらいところに気持ちよく届く感じがします。ツボのあたりが硬く、揺らすと痛みがあったのですが、続けるうちにやわらかくなって手ごたえを感じました。頭痛が楽になり気分も明るくなって、体が動かしやすいです。特に首や肩こりの変化を大きく感じられました。内臓が元気になったぶん、食事を楽しめるようになると思います。

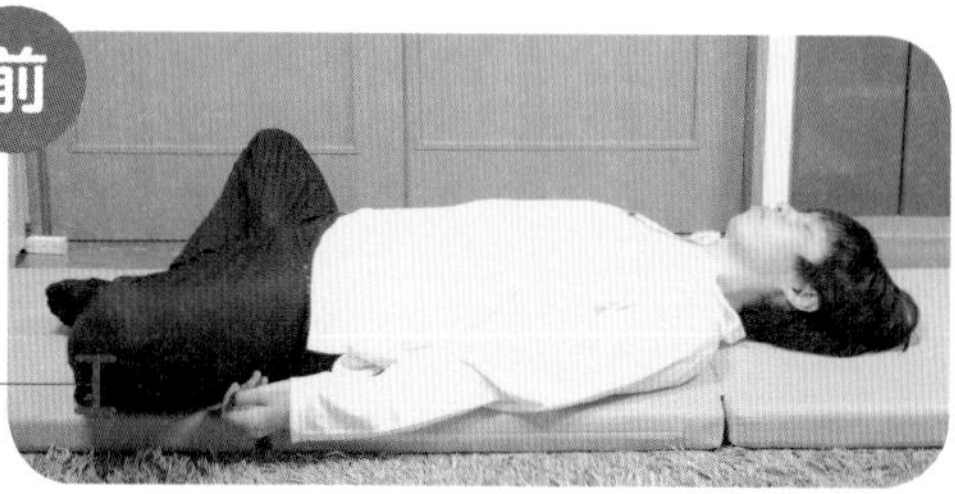

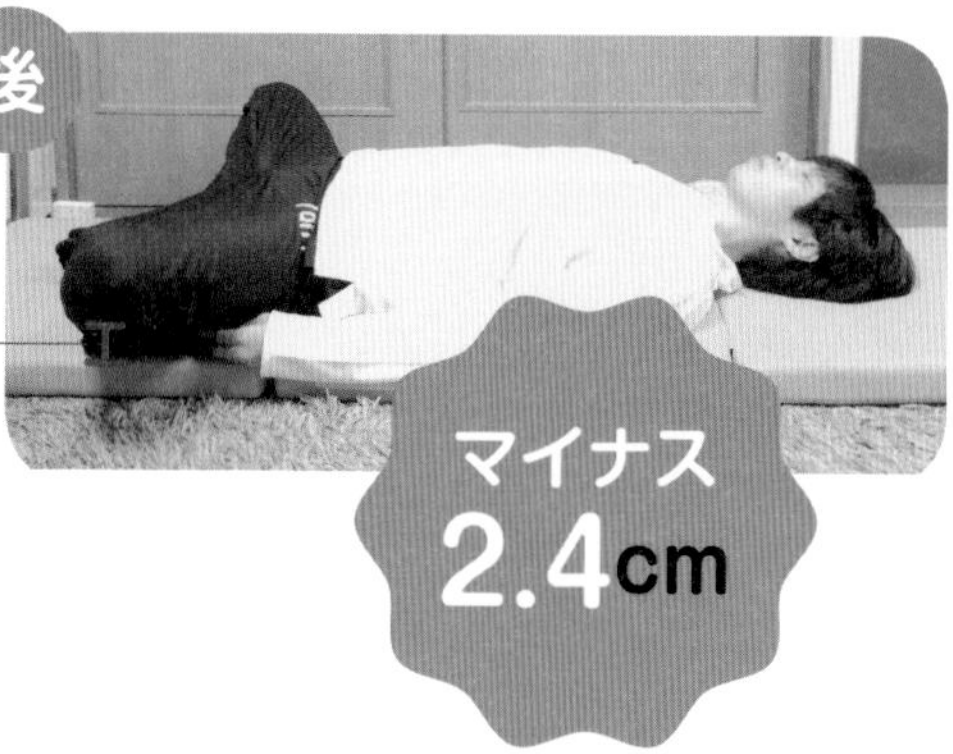
うるおいツボ揺らし
後
17.1cm
マイナス
2.4cm

● 1週間後

悩んでいた首の凝りが楽になり、本当に助かりました！ 歩くのがスムーズになり、疲れにくくなったのも大きな変化です。短時間で手軽に全身を深くケアできるのが便利でうれしいです。続けるうちに、より気持ちがいい体の動かし方がわかってきて、セルフケア自体が上達する感じが楽しいですね。よく眠れるようになり、おかげ様で気分もいいので今後も続けていきます！

体験談

佃朋苗さん（32歳）

ツボ揺らしは痛みを感じたものの、体が温かくなるのも感じました。「ツボって揺らしてもいいんだ」って驚きました。首のまわりがとても温かくなりました。上を向いたときの痛みがストレッチ後はだいぶ軽くなった気がします。下を向くと首まわりが硬くなったり背中が痛かったりするのですが、これを続けたら楽になりそうです。難しくない動作なので、人に教えるのにもとてもいいですね。猫背に悩んでいたので、これからも続けたいです。

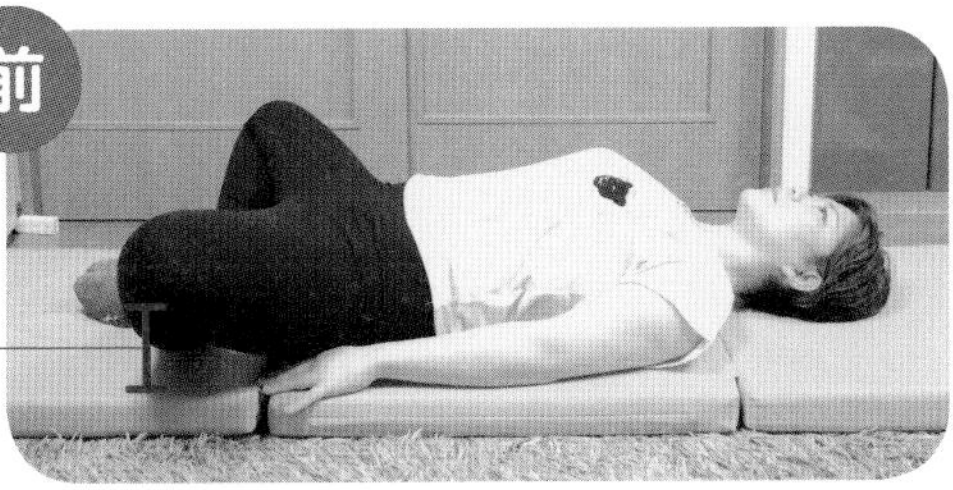
うるおいツボ揺らし
前
24.7cm

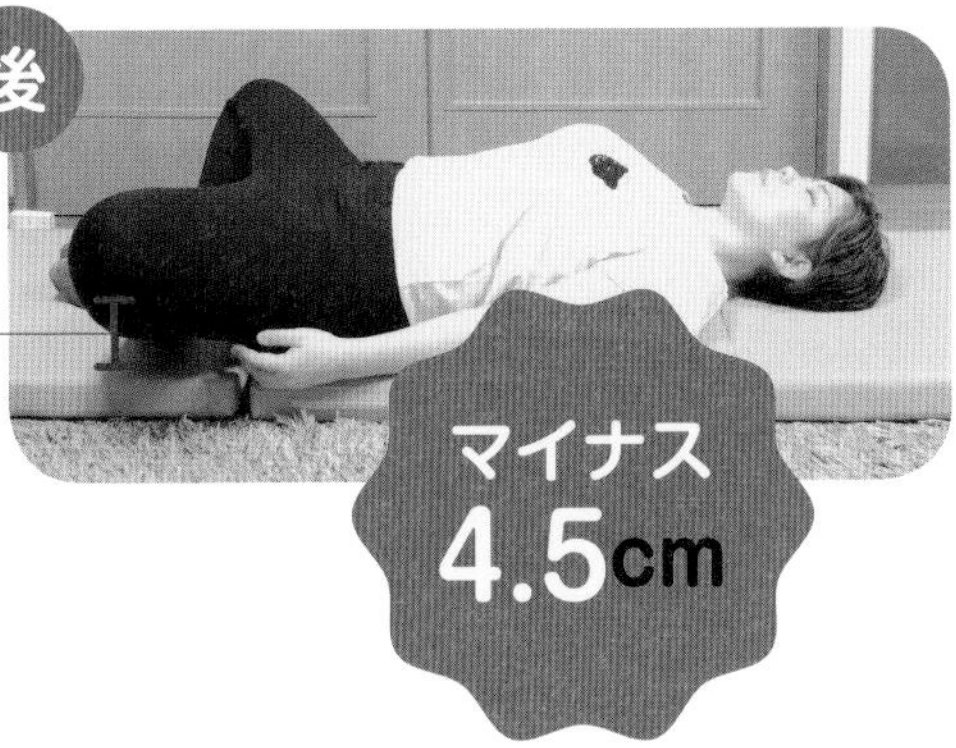
うるおいツボ揺らし
後
20.2cm
マイナス
4.5cm

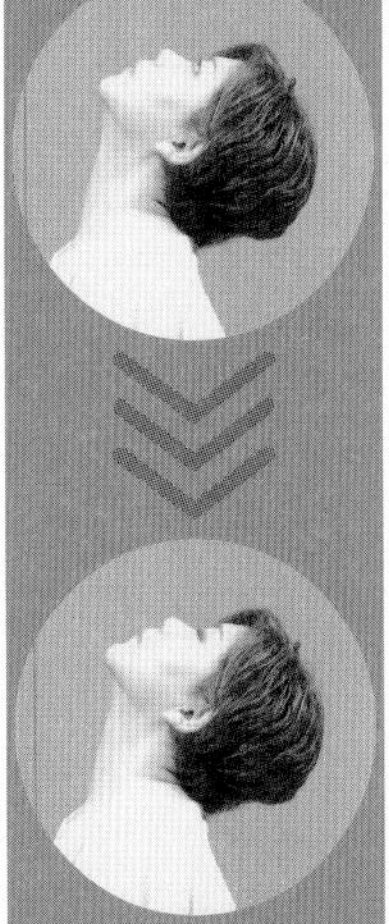

1週間後

夜行うと全身ポカポカして気持ちよくなり元気になったように感じたので、起床後にも行うようにしました。結果、体の動きもよくなり、1日を気持ちよく始められすごくよかったです。首と胸のストレッチは、待ち時間などちょっとした時間にやっています。ツボにかける力加減は、何日かやって感覚がつかめてきました。気持ちの面で効果があるのもうれしいですね。

体験談

中村智子さん（44歳）

ツボを押すとかなりゴリゴリして痛みがありました。胸を広げるストレッチは背中にも効いて気持ちよくて、全身のストレッチは股関節に効く感じが気持ちよかったです。首と肩の凝りが楽になり、試しに開脚をやってみたら楽に開くし腰も軽くなっていました。これなら全身に効きそうです。姿勢がよくなるのもわかります。ビフォーアフターを目で確認できたのが大きな励みになりました。腰と肩、胸の動きがよくなってスッキリしたのがうれしいです。

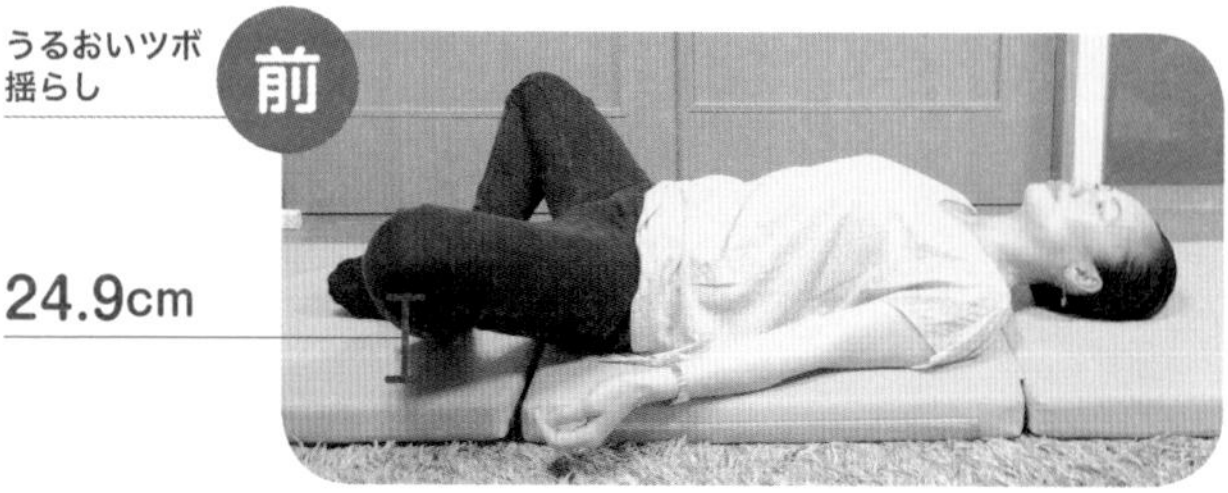

うるおいツボ揺らし
前
24.9cm

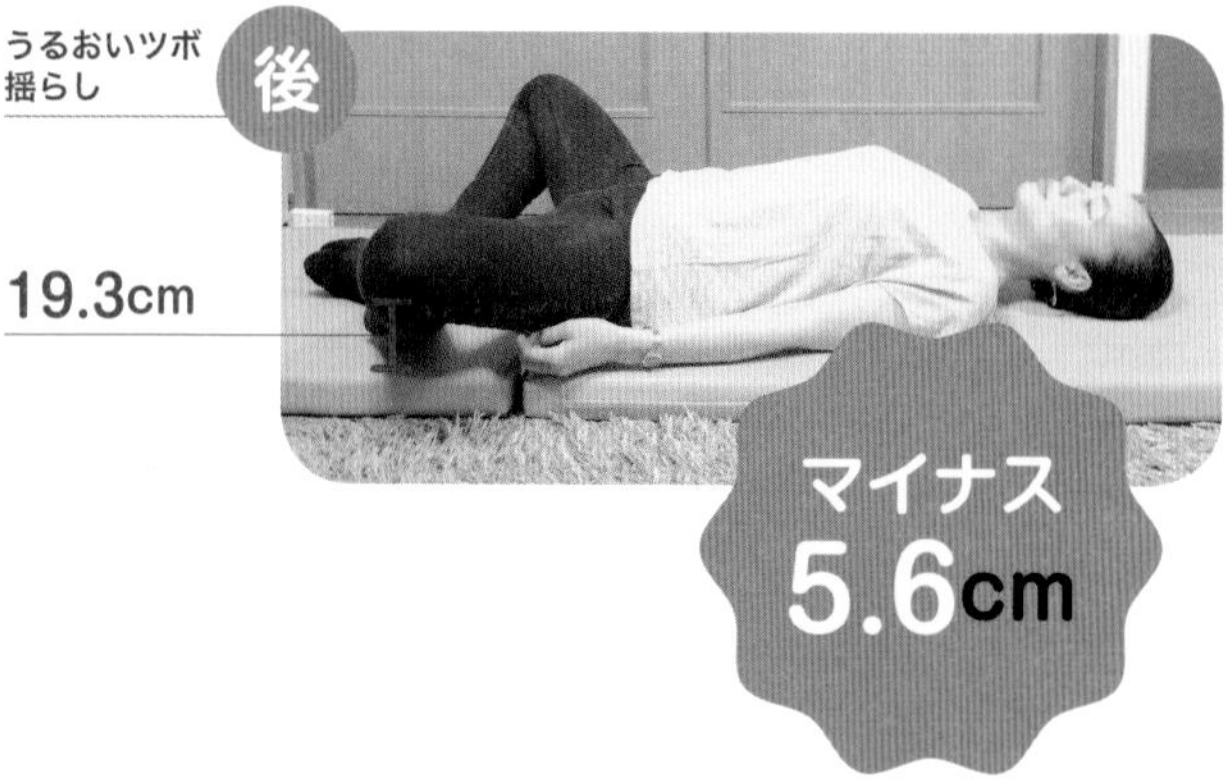

うるおいツボ揺らし
後
19.3cm
マイナス 5.6cm

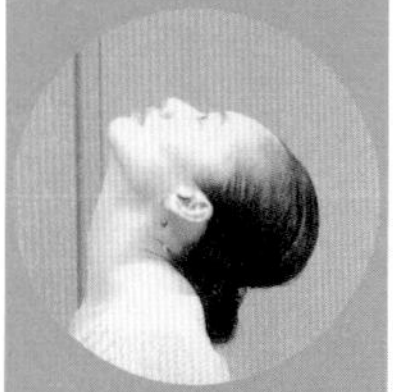

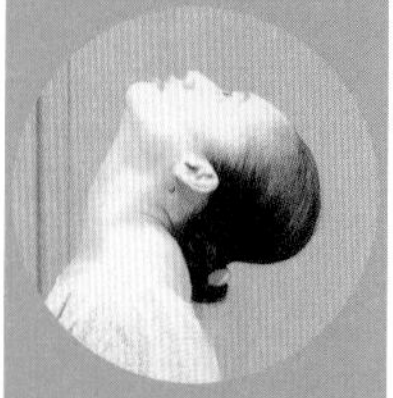

1週間後

ツボはけっこう強めに刺激しないと実感が薄かったです。胸のストレッチは胸が開いて姿勢がよくなる感じがします。大きい動きなのでスッキリ感強めでした。首前のストレッチは手軽で、トイレ休憩にもできる感じですね。腸腰筋はやると気持ちいいのですが、布団の上でやるなど気軽にできると続けられると思います。うつ伏せになったらこれ、と体が覚えそうです。

体験談

富松裕さん（35歳）

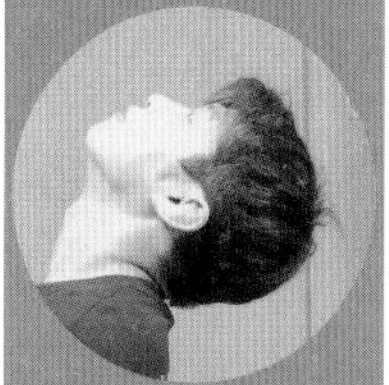

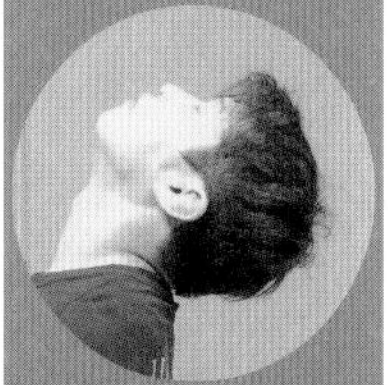

ツボ揺らしの後は、体の内側が軽くなり呼吸もしやすくなりました。腕や脚を振るストレッチは、一般的なストレッチでグッと伸ばしたときよりも痛みがなく、楽にできる感じがしました。体のつっぱった感じが消えて、動きの軽さを実感できます。筋肉だけでなく内臓も活性化されるということで、激しい運動をした後のケアだけでなく、日常生活にも活力が出そうな感じがいいですね。もっといろいろ学びたくなりました。

うるおいツボ揺らし 前

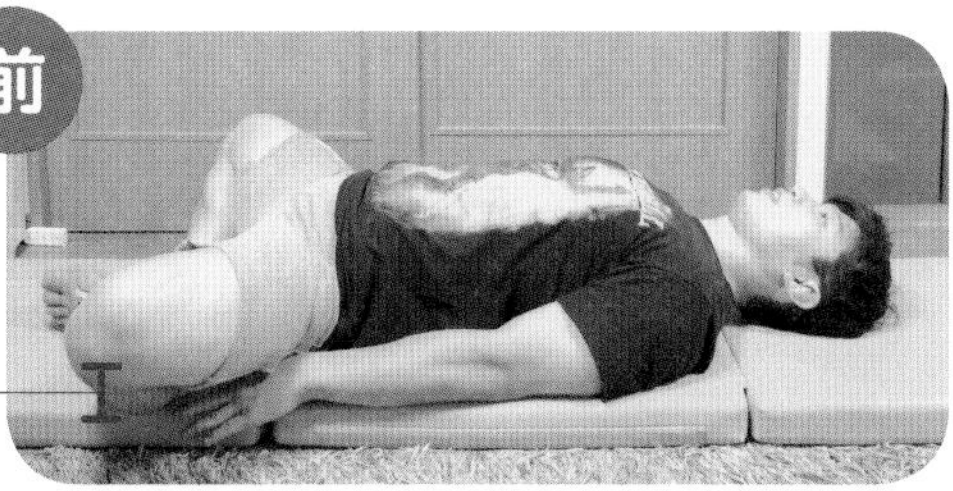

20.6cm

うるおいツボ揺らし 後

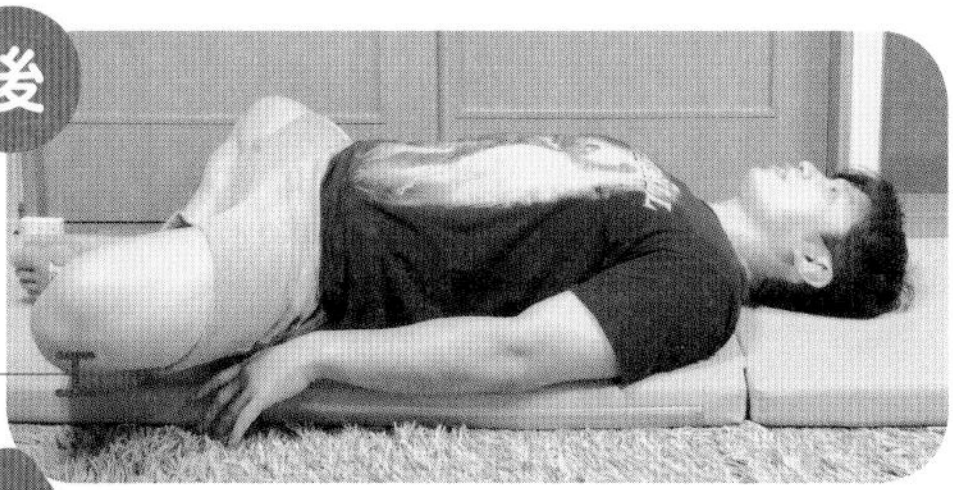

15.7cm

マイナス 4.9cm

1週間後

内臓の不快感がスッキリし起床が楽になりました。その効果とストレッチの効果が相まって体の詰まった感じもなくなり、運動時のパフォーマンスが上がった気がします。制限を感じていた動きが楽にできたり、重いものを持ったときに軽く感じたりし、踏ん張りもきく気がします。

正しくできているか不安です

Q&A

ツボや筋肉を「揺らす」ことさえできていれば大丈夫です。どうしても不安でしたら、ＱＲコード（118ページ）を読み込むことで確認可能な実演動画を参考にしてください。大切なのは、働きが鈍った神経の集まったツボと筋肉を刺激することなので、押されている感じを大事にしましょう。

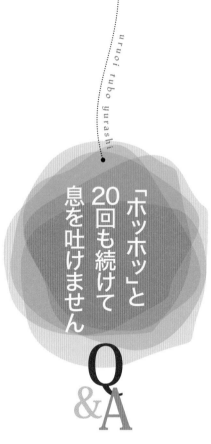

「ホッホッ」と20回も続けて息を吐けません

Q&A

20回ずっと「ホッ」と吐き続けるのではなく、息を吐いたらすぐに吸います。「ホッ(吸)・ホッ(吸)・ホッ（吸）……」という小さい呼吸を20回繰り返してください。「ホ」だと呼吸しにくい場合は「フォ」に変えてもOKです。

うるおいツボ揺らしのよくある疑問にお答えします

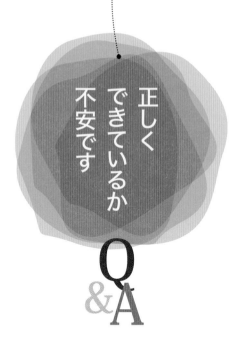

uruoi tubo yurashi

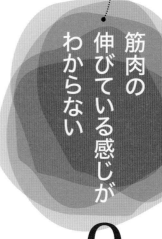

Q&A 筋肉の伸びている感じがわからない

通常のストレッチのようなギューッと伸びる感じがなくても大丈夫です。筋肉さえ動いていれば、小さな動作でも効果はあります。それと、お腹のストレッチで太ももの前ばかり伸びる感じがあっても構いません。続けるうちにそこがほぐれて狙った筋肉が伸びるようになっていきます。

Q&A 筋肉が揺れるってどういうこと？

筋肉が動いている感じがあれば、それが「揺れる」だと思ってください。筋肉にこまかい振動が伝わるだけでも効果があるので「狙った筋肉の近くが動いている」程度の感覚でも大丈夫。まわりの筋肉も含め充分にリンパが動き始めます。

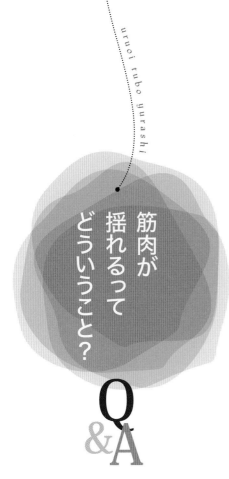

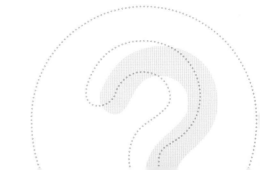

驚くほど痛いツボがあります。大丈夫でしょうか?

Q&A

内臓が疲れていると強く痛みがちです。その場合は、浅めに指を当てるようにして刺激を弱めてみましょう。内臓の疲れに直結する食生活に大きな問題がなければ、続けるうちに痛みも軽くなります。

いつ行うのがベストですか?

Q&A

いちばんいいのは寝る前です。特に入浴後、汗が乾いたころに行うと効果が高まります。睡眠の質も上がり、寝ている間に健康効果が浸透して体によいクセが定着しやすいという特徴があります。

uruoi tubo yurashi

1日に何回行えばいいですか？

Q&A

寝る前に1セット行うだけでも充分な効果が期待できます。余裕のある人は、さらに朝にも行うといいでしょう。疲れているときには座ってできる「お手軽イスバージョン」を行うのもおすすめです。

「通常版」と「お手軽版」の効果の違いは

Q&A

通常版のほうがリラックスしやすいぶん、得られる効果が少し高くなっています。ただ、その差はさほど大きくはないので、無理なく続けられることを優先して使い分けてみてください。

ほかのストレッチや体操をしても大丈夫ですか？

Q&A

まったく問題ありません。むしろ「うるおいツボ揺らし」を先にやっておくと、その後にどんな運動や健康法をしても、より効果が増すので非常にお得です。

私の痛みや症状に「うるおいツボ揺らし」は有効でしょうか

Q&A

体の回復力そのものが高まるので、どんな痛みや症状でも有効です。各うるおいツボ揺らしの効果の解説部分も参考にしてみてください。

第4章

うるおいを取り戻すと人生が好転する

「何をしても効かなかった体」が変わり始める

うるおいツボ揺らしが体に起こす変化は「素直な体に戻る」という言い方がしっくりきます。素直というのは「やわらかくて変化する力がある」状態で、たとえば同じ健康法をして2しか変化しないか10も改善するのかを決める要素です。

リンパがしっかりめぐることで体内がうるおうと、治る力に満ちた状態に戻ります。そうすると、あらゆる健康法が段違いに効くようになり「少しよくなってもすぐ元の状態に戻ってしまう体」はもちろん「何をしても治らなかった体」だって改善します。

期待できる効果の高い症状を具体的に挙げていくと、ま

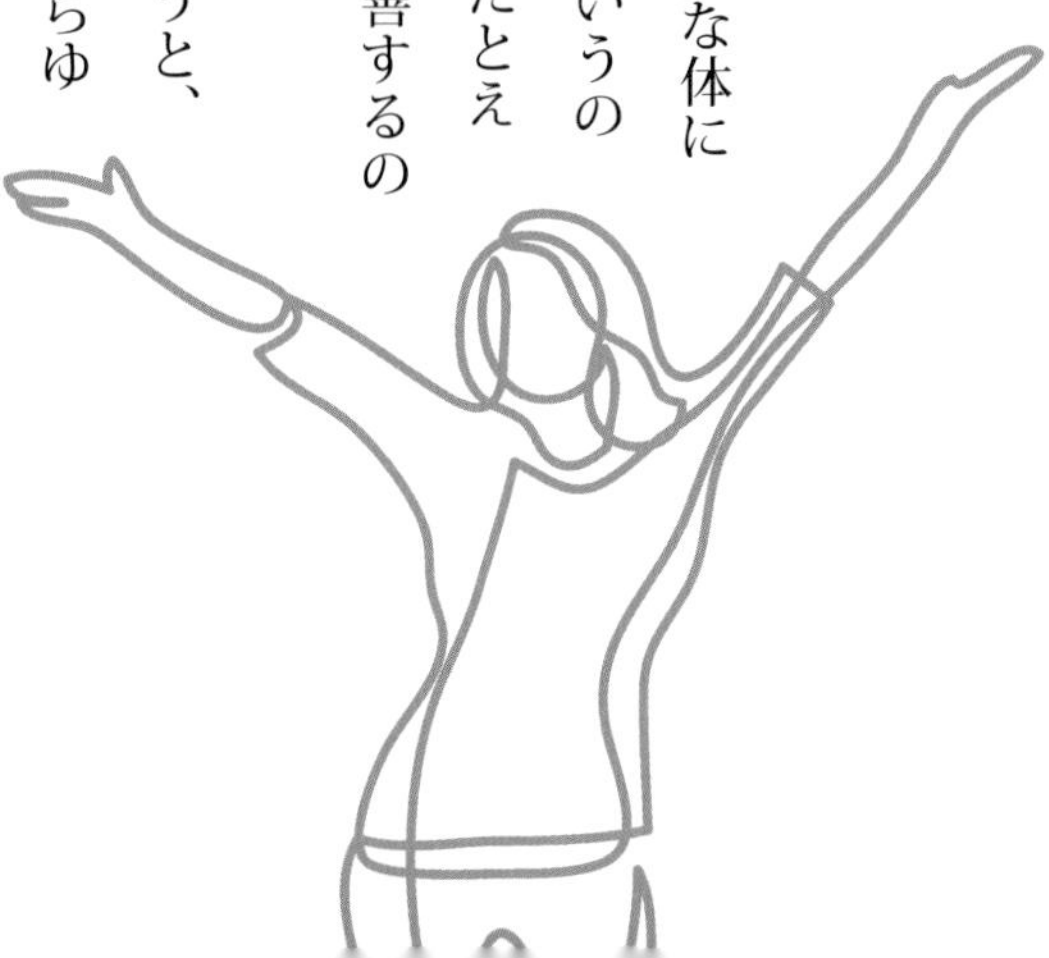

ずのぼせやほてりは体液がしっかりめぐれば改善します。ドライアイに最も効くのは体の内側から出る分泌液ですし、きしむひざの関節も硬く縮んだ腰も、リンパでうるおせば動きやすくなります。体内が乾くことで起こる神経のエラー、しびれだって改善します。

病気やウイルスに対抗してくれる免疫も、乾いた部分では働けません。がんをはじめとした多くの深刻な病気も体のごく一部に発生し、はじめは乾いてめぐりが悪いところだけ病気に負け、そこから広がるのです。

体内の乾きをいち早くケアしてうるおせば、急激な老化や病状悪化も防げます。高齢の方でも大病を患っている方でも、改善の余地がまったくない方は一人もいませんでした。深部リンパのケアが未体験の方なら、なおさら高い効果が期待できます。どんな状態でもあきらめず、体の中に眠っている回復力を目覚めさせましょう。

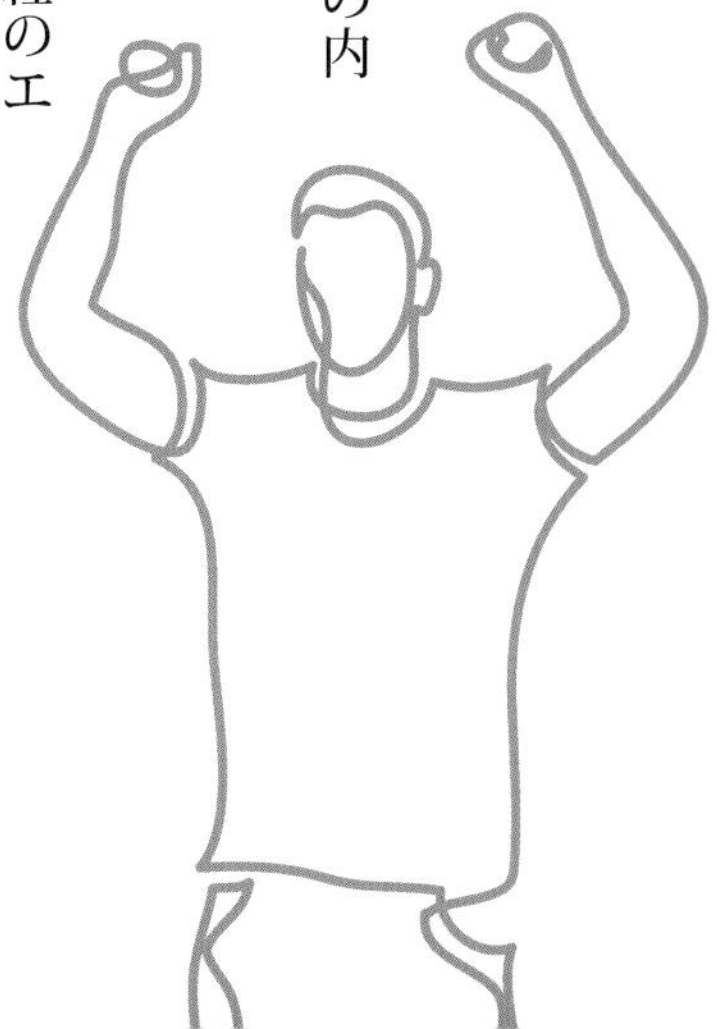

味覚や嗅覚が鋭くなり日常が楽しくなる

鼻が詰まったり胃腸の調子が悪かったり、口の中が乾いていたりすると、何を食べてもおいしくなくなりますよね。これもリンパの影響を強く受けて起きる症状です。

リンパのめぐりが悪くなると鼻や口の中、のどから胃腸までを覆う粘膜の機能が低下します。粘膜は、異物が血液や細胞に侵入しないよう働くバリアのようなものです。だから粘膜が荒れると、脳は味覚や嗅覚《きゅうかく》を鈍らせて食欲を抑えようとするため、おいしく感じなくなるわけです。

「うるおいツボ揺らし」をすると、これと真逆のことが起きます。リンパがめぐって粘膜が修復され、味覚や嗅覚を取り戻せるからです。また、うるおいツボはお腹にあるので、刺激すると胃腸が活性化します。すると脳も食事を歓迎できる状態になり、同じものを食べてもおいしさが増すように。この違いは、抱えている不調が重い人ほど実感しやすいはずです。

おいしく食べられることは、元気に充実して生きる糧として本当に大切な喜びです。胃腸が元気になれば、味や香りを豊かに感じるぶん満足感も高まります。そうすると食欲も満腹中枢も正常化するため、過食も減りやすくなるのです。

同じ変化は、目や耳にも起きます。

どちらもある年齢から急激に衰えますが、やはり粘膜の状態を改善すると機能が回復しやすいからです。目に映る景色や、聞こえてくる音が「いつも以上に魅力的に感じられる」のは、とてもハッピーなこと。これらの体質改善は「心の老化」を防ぐ役にも立ちます。

筋肉の質が上がり「運動してみたくなる体」に

リンパの流れを取り戻して体内がしっかりうるおうと、何もしなくても筋力が上がります。「筋力なんてどうでもいい」と思われる女性は多いのですが、筋力が上るとすべての動作が楽になります。これは疲れにくくなり、つねに感じていただるさも消えるということです。

30代以降の人に多いのが、健康のために筋力トレーニングを始めたけれど成果が出にくく、逆に体を傷めるというケースです。これは長く正座をした後に脚が動かなくなるのと同じで、めぐりが悪いことで筋肉がうまく働かなくなると起きやすい事故です。

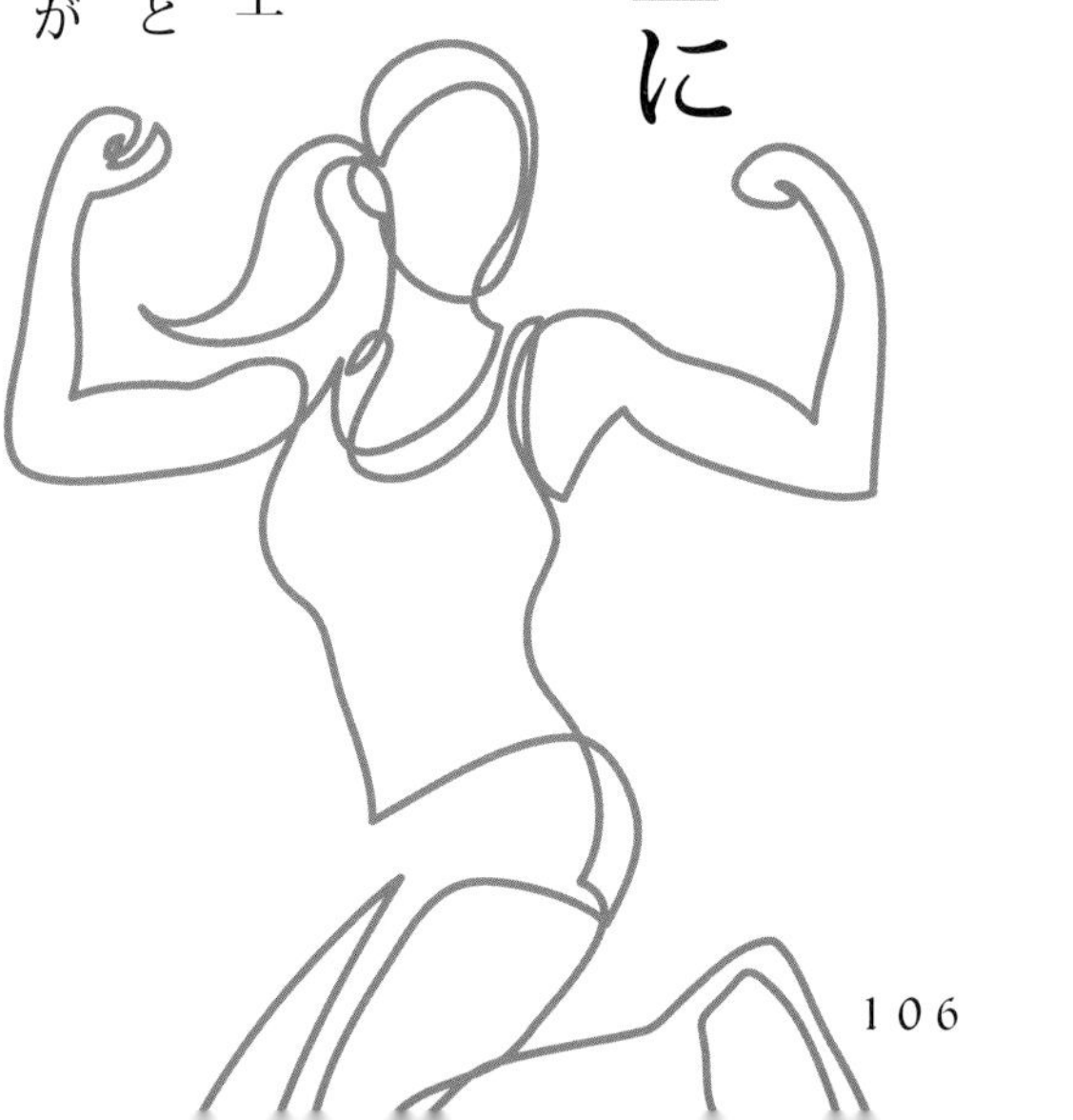

体のあちこちでパサパサになった筋肉は、筋力が低下していると思ってください。本来の半分まで力が落ちる方もめずらしくありません。これは逆に言うと、リンパのめぐりが戻るだけで筋力が倍に上がることもあるということ。しかも何の苦労もなくです。

筋トレは、やり方次第では体がゆがんだりケガをしたりするリスクもあるので、まずは筋肉の質、つまりうるおいや弾力の回復を優先すべきです。リンパをしっかり流すほうが、はるかにコストパフォーマンスが高く、何より安全に筋力が上がります。しかも、うるおいツボ揺らしをすると姿勢もよくなります。すると、どんな運動でも自然に姿勢が安定し、ゆがみの少ないフォームになりますし、安全性が高まって上達も早くなり運動の効果まで上がるのです。これが運動習慣がある人もない人も、うるおいツボ揺らしを続けてほしい理由です。

内臓力が高まり、みるみる元気になる

今回ご紹介した5つの「うるおいツボ」には、内臓を元気にする効果もあります。

1 胃の活性化

栄養の「吸収効率」が上がり、食べすぎのリスクも減らせる

2 肝臓の活性化

血圧が安定し目がきれいになる。筋肉がやわらかくなる

3 大腸の活性化

加齢臭が消えてお通じがよくなり、美肌効果や免疫力アップも

4 膀胱の活性化

尿トラブルがなくなり、冷え、神経痛が緩和。
睡眠の質も上がる

5 腎臓の活性化

更年期を含むホルモン系の悩み、
髪の悩みや健康寿命にも効果が

食べものや水を血肉に変えられるのは内臓のおかげなので、内臓が活性化するということは体の再生力が上がることを意味するのです。

また深刻な病気も、ほとんどが内臓から始まります。不平不満を言うことなく、つねに働き続けている内臓のケアが普段からできていれば、病気のリスクを大きく減らすことが可能です。これだけでも健康への影響は多大なものになります。

怒りや不安などの負の感情もストレスも激減

うるおいツボ揺らしで内臓が元気になるとストレスも軽減されるのは、これまでお話ししてきた通りです。軽減される理由は自律神経の疲れが緩和される以外にもあり、私が注目しているのは内臓と心の強いつながりです。じつは、このつながりを示す言葉はたくさんあります。

「あまりの怒りに、腹が立つ」（肝臓）

「心配で胃がもたない」（胃）

「あまりの恐さに漏らしそうになる」（腎臓）

「悲しみに胸を痛める」（肺）

これらは東洋医学の視点で、どのようなストレスが、どの臓器に関わるかというつながりを明確に示した言葉です。

ストレスが内臓に悪影響を及ぼすことは西洋医学でもよく言われているので、多くの方が納得しやすい話かと思います。

これを逆に考えると、内臓がそのストレスの処理能力を持っているとも言えるはずです。それぞれの臓器が元気になると、臓器に対応したストレスに強くなる、というわけです。

この「内臓を通して心を整える」というアプローチは注目に値します。うるおいツボ揺らしに精神系の症状改善例が数多くあるのは、内臓のケアによるところが大きいように感じています。自律神経失調症、うつ症状、パニック障害、各種の恐怖症といった心理的な問題にも、数多くの改善例を確認してきました。心の健康を保つためにも、うるおいツボ揺らし習慣を身につけることは有効です。

うるおいツボ揺らし一覧

うるおいツボ揺らしは5種類ありますが、
いきなりすべての動作を覚えられないという方は多いはず。
そんなお悩みを解消するために、
うるおいツボ揺らしを一覧にしてみました

全身

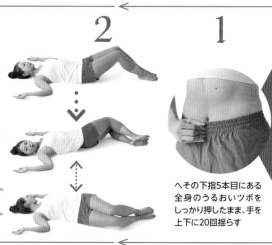

1

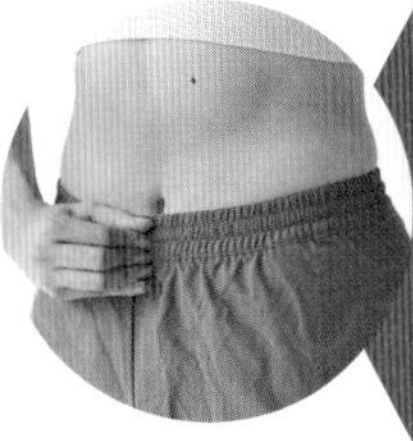

へその下指5本目にある全身のうるおいツボをしっかり押したまま、手を上下に20回揺らす

2

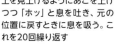

仰向けになり、ひざを立てる。手のひらを天井に向けてひじを曲げ、肩の高さあたりに移動

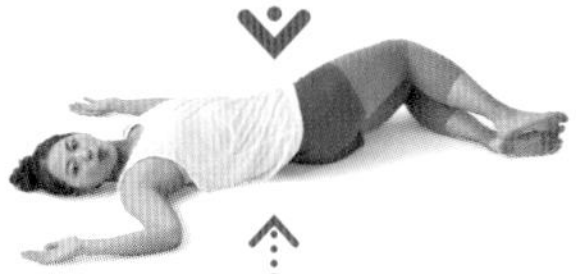

両ひざを左側に倒し、顔は右向きにしつつ「ホッ」と息を吐く

息を吸いながら両ひざを立てる。「ホッ」と息を吐きながら両ひざを右側に倒し、顔も左向きに。左右の動きを20回繰り返す

首

1

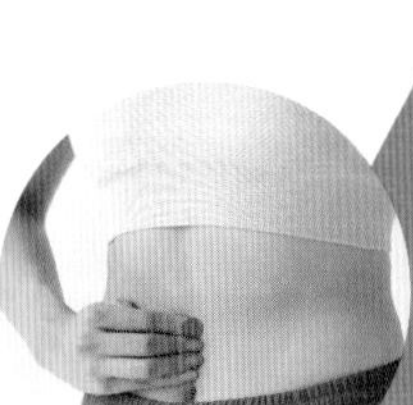

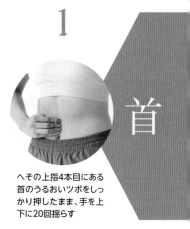

へその上指4本目にある首のうるおいツボをしっかり押したまま、手を上下に20回揺らす

2

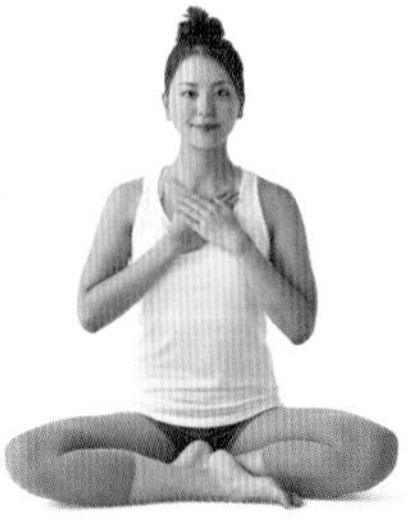

のどの下にある鎖骨のあたりを両手で押さえる

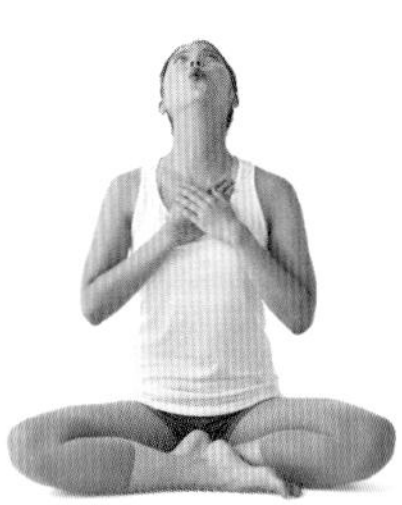

上を見上げるようにあごを上げつつ「ホッ」と息を吐き、元の位置に戻すときに息を吸う。これを20回繰り返す

胸

1

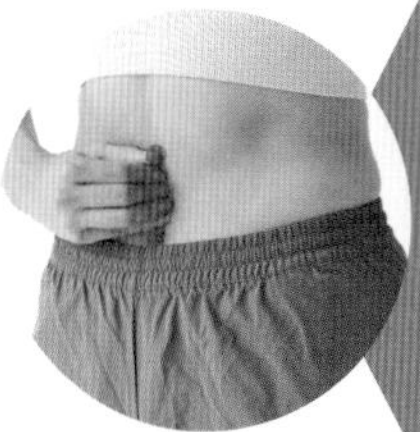

へその上指5本目にある胸のうるおいツボをしっかり押したまま、手を上下に20回揺らす

2

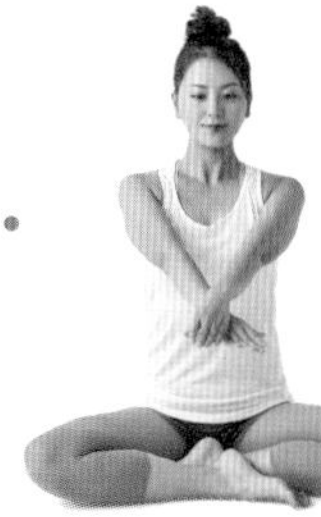

お腹の前あたりで伸ばした腕を交差させる

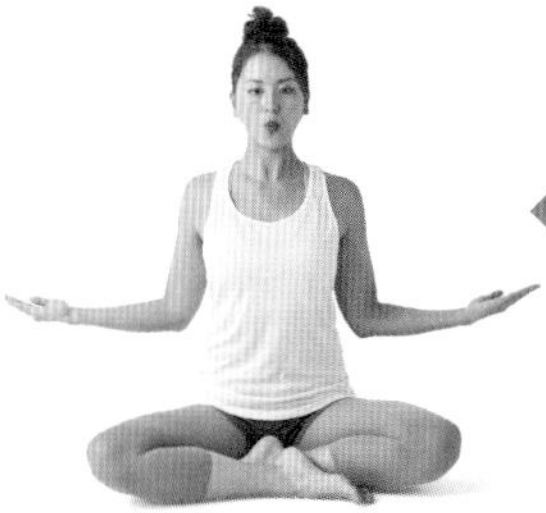

ひじを引き前腕を左右に開きながら、手のひらを上に向ける。腕を開くタイミングで「ホッ」と息を吐き、腕を元に戻しながら息を吸う。これを20回繰り返す

お腹

1

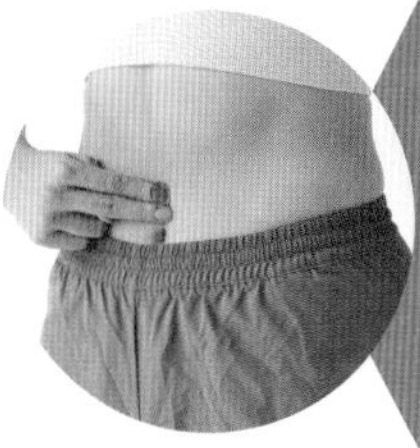

へその上指2本目にあるお腹のうるおいツボをしっかり押したまま、手を上下に20回揺らす

2

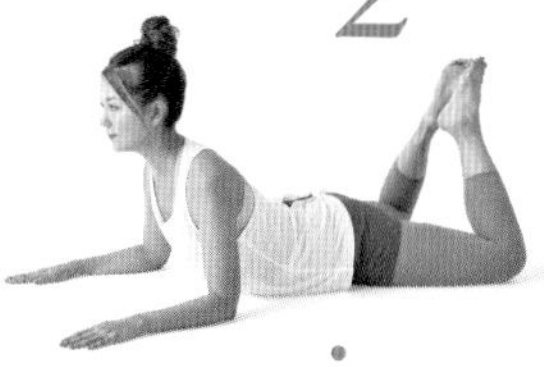

うつ伏せになり、手で支えながら腰が痛まない程度に上体を起こす。脚を左右に開いたら、ひざを直角に曲げて足どうしを軽くつける

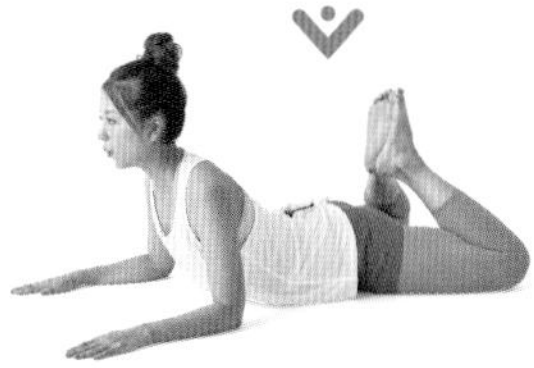

「ホッ」と息を吐きながら、かかとをお尻に引き寄せる。力を抜き足の位置が元に戻るときに息を吸う。これを20回繰り返す

太もも裏

1

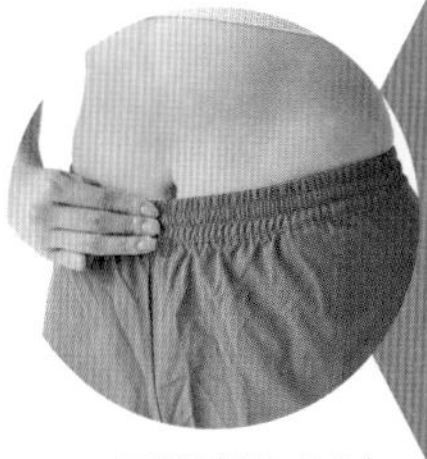

へその下指3本目にある太もも裏のうるおいツボをしっかり押したまま、手を上下に20回揺らす

2

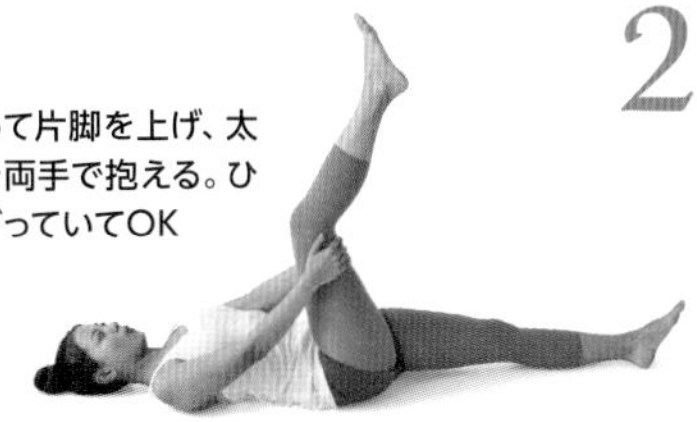

仰向けになって片脚を上げ、太ももの裏側を両手で抱える。ひざは軽く曲がっていてOK

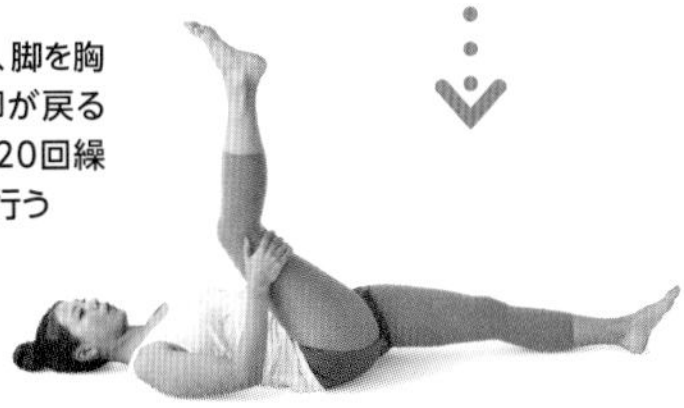

「ホッ」と息を吐きながら、脚を胸のほうに引き寄せる。脚が戻るときに息を吸う。これを20回繰り返す。反対側も同様に行う

おわりに

リンパが豊かにめぐると、何というか「居心地」がよくなります。それがなぜなのかを考えてみたところ、どうも転地療養とよく似ているのです。環境を変えて水、空気、食べものがよいところで生活する。体を養うすべてがよくなるから病気に打ち克つ力を取り戻せるというのが転地療養です。

リンパがきれいになるのも同じことではないでしょうか。

水も空気も食べものもよい環境で、細胞たちが本来の力を取り戻す。違うのは、生活環境ではなく体の内側の環境がよくなるという点です。どちらも魅力的ですが、自分の内側の環境が豊かになるほうがより理想的だと私は思います。

どこにいても体の内側が豊かに整っていて、安定している。気力も体力も充実して、体が軽く、疲れにくい。誰と何をしているかも関係なく、心身が快適な状態です。

これが健康によいのは、もちろんです。

そしてきっと、幸福感も強くなるのではないでしょうか。

幸せを感じる条件は人それぞれだと思います。

温泉、ネコ、おいしいもの、仕事、恋愛、家族、仲間、カジノ、大自然、漫画、クラシック音楽、アニメ、神社、ハワイなど、思いつくものは多種多様でしょうが「居心地のよさ」だけは、すべてに共通しているはずです。過ごし方がどんなものであれ、人は、居心地がいいときに幸せを感じるからです。

そして、つねに居心地がいいと、どうなるか。

安心して過ごせる「居場所」が増えます。

無理のない自分自身でいられる時間が長くなるのです。

「自分には居場所がないように感じる」

このような悩みを聞くことが最近、すごく増えました。相談者のほとんどは、よくない姿勢でリンパを詰まらせていました。こうした悩みが、リンパの改善とともに消えていく例をたくさん見ています。

90歳でひざ関節が変形した女性も、50代で本も読めないほどのドライアイになった男性も、30代で10年以上自宅療養中の女性にも、確実に状態がよくなったと喜ばれています。

今回ご紹介した「うるおいツボ揺らし」は、誰にでも、どんな症状にも高い効果を示す可能性がおおいにある健康法です。

特別な場所にいなくても、居心地がいい。

特別なことをしなくても、心身が快適で軽い。

どんな場でも無理のない自分でいられる。

まるで、疲れを知らない子どものころに戻ったかのようです。

この本では、さまざまな角度からリンパと健康についてお話ししてきました。その目的は痛みや不調をなくすこと、つまり「マイナス」を「ゼロ」に戻すことだけではありません。もっと大切なのは「ゼロ」から「プラス」を呼び込むことです。楽しみや喜びを増やすことなのです。

これまで多くの健康法を自分自身の体でも試してきましたが、プラスをつくれるという意味において「うるおいツボ揺らし」には群を抜いた価値があると確信しています。

あなたの体調や年齢に関係なく、いまの生活、5年後、10年後、20年後の生活がより豊かに「うるおい」に満ちたものになるはずです。本書が、あなたの最強の味方になることを願っています。

最後まで読んでくださって、心から感謝申し上げます。ありがとうございました。あなたのように熱心な読者がいてくれるから、私は本を書けるのです。よかったら、ぜひ読者サポートサイトや動画などで、またお会いしましょう！

永井　峻

読者プレゼント

本書の読者限定のプレゼントを ご用意しました

内容は……

- 「うるおいツボ揺らし」のポイント＆コツ解説動画
- 「うるおいツボ」プラス①心臓　解説動画
- 「うるおいツボ」プラス②肺　解説動画

といったものです。

「うるおいツボ揺らし」を活用する助けにお使いください。
「楽ゆる　読者サポート」と検索をしていただくか、下のＱＲコードを読み取ってもらうかすると、読者サポートページを開けます。そこでプレゼントの応募をしてくだされればかならず当たります。

profile
永井峻
ながいたかし

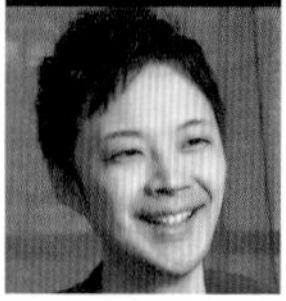

整体師。楽ゆる整体院長・スクール代表。

一般社団法人日本エンリッチメント協会 代表理事。

1982年、富山県出身。

スポーツ選手や医師、女優やモデルなども含めて「病院で解決しない悩み」を改善する施術や健康指導を、10年間で約10万件行ってきた。主宰する整体スクールの生徒数は、600人を超える。サッカーに夢中だった9歳のころに腰椎ヘルニアを発症し、ベンチャー企業の営業マンとして成果が出始めた26歳のころ、自律神経失調症になる。思いつくかぎりの健康法を試したすえに、アメリカの最新の整体で劇的に回復し、整体の道へ。自律神経のケアを専門とした整体院には、地方や海外からの来院も多く、予約のキャンセル待ちも1000人以上となったため、セルフケアの開発と普及に本腰を入れる。モットーは「早い、簡単、なのに効く！」。

特に、10年をかけて開発した「うるおいツボ揺らし」は、「筋トレより体が動くようになる」「エステより細くなる」と好評。多くの相談者の体質改善に貢献している。

楽ゆる式公式ブログ
https://www.rakuyuru.jp

不調が消えてやせる
うるおう体のつくりかた

2021年4月1日　初版印刷
2021年4月10日　初版発行

著　　者　永井　峻
発 行 人　植木宣隆
発 行 所　株式会社サンマーク出版
〒169-0075　東京都新宿区高田馬場2-16-11
電話　03-5272-3166
印刷・製本　共同印刷株式会社

ISBN978-4-7631-3849-1　C2075
ホームページ　https://www.sunmark.co.jp